# ABRACE!

EMBRACE!

MIILA DERZETT

# ABRACE!

EMBRACE!

**O MILAGRE DO ABRAÇO DEMORADO:**
PRÁTICAS MEDITATIVAS E DE RESTAURAÇÃO HUMANA ATRAVÉS
DO MÉTODO RESTAURATIVO E PELA ORDEM INTERSER

**THE MIRACLE OF THE TIMELESS HUG:** MEDITATIVE AND REST PRACTICES
THROUGH THE RESTORATIVE METHOD AND BY THE INTERBEING ORDER

© 2020 - Miila Derzett
Direitos em língua portuguesa para o Brasil:
Matrix Editora
www.matrixeditora.com.br

**Diretor editorial**
Paulo Tadeu

**Capa, projeto gráfico e diagramação**
Fernanda Cogo e Juliana Zack

**Revisão**
Silvana Gouveia
Cida Medeiros

**Tradução para o inglês**
Miila Derzett e Michele Gresser

**Revisão do inglês**
Michele Gresser

**Modelos das fotos**
Jolie Derzett (capa) e Nicole Farias (pág. 45)

**CIP-BRASIL - CATALOGAÇÃO NA PUBLICAÇÃO**
**SINDICATO NACIONAL DOS EDITORES DE LIVROS, RJ**

Derzett, Miila
Abrace / Miila Derzett. - 1. ed. - São Paulo: Matrix, 2020.
88 p. ; 23 cm.

ISBN 978-85-8230-608-6

1. Atenção plena baseada na terapia cognitiva. 2. Meditação. 3. Inteligência emocional. I. Título.

| 19-61176 | CDD: 158.1 |
| --- | --- |
| | CDU: 159.947 |

Leandra Felix da Cruz - Bibliotecária - CRB-7/6135

Para Monja Chân Không e professora Judith Lasater

Às mães modernas do abraço,
mulheres incríveis, guerreiras,
que fizeram do Dharma
seu verdadeiro amor.

E para Jolie e Thai, meus mestres.

Livro inspirado nos ensinamentos da meditação do abraço pelo mestre vietnamita Thich Nhat Hanh e Monja Chân Không, com participação da doutora Judith Hanson Lasater, do doutor Roberto Simões e da doutora Stela Simone.

*Plum Village - New Hamlet - Buddha Hall 23/7/2019*
*Ao som da canção intuitiva tocada no piano pela musicista francesa Geneviève Attahir*

# SUMÁRIO

**PRÓLOGO** - *O Insight* .................................................. 11
**CAPÍTULO 1** - *Nossos braços precisam de abraços* ................. 14
**CAPÍTULO 2** - *Entrevista com Monja Chân Klông* .................. 16
**CAPÍTULO 3** - *Meditação do abraço* ................................ 18
**CAPÍTULO 4** - *Meditação do autoacolhimento* ..................... 21
**CAPÍTULO 5** - *Abraços com Tempo* ................................. 25
**CAPÍTULO 6** - *Abraços com Diálogo* ............................... 29
**CAPÍTULO 7** - *Abraços com Afeto* .................................. 31
**CAPÍTULO 8** - *Abraços com Toque* .................................. 34
**CAPÍTULO 9** - *Tempo liso, tempo estriado e onde ficou o abraço* .... 37
**CAPÍTULO 10** - *Enlaçar-se, abraçar-se* ............................. 40
**CAPÍTULO 11** - *Um abraço de dia todo no paraíso* ................ 42

# SUMMARY

**PROLOGUE** - *The Insight* .............................................. 53
**CHAPTER 1** - *Our arms need hugs* .................................. 56
**CHAPTER 2** - *Interview with Sister Chân Không* ................... 58
**CHAPTER 3** - *Hugging Meditation* .................................. 60
**CHAPTER 4** - *Self Nurturing Meditation* ........................... 63
**CHAPTER 5** - *Hugging supported by Time* ......................... 67
**CHAPTER 6** - *Hugging supported by Dialogue* ..................... 71
**CHAPTER 7** - *Hugging supported by Affection* ..................... 73
**CHAPTER 8** - *Hugging supported by Touch* ........................ 76
**CHAPTER 9** - *Smooth and striated timespace and where the hug is* .... 79
**CHAPTER 10** - *Embracing, hugging myself* ......................... 82
**CHAPTER 11** - *All day long hug in paradise* ....................... 84

*"Um abraço sincero é um encontro de silêncios.*
*Há nele a força ancestral de histórias que se unem e a imensidão do instante que se abre no encontro."*

*Tales Nunes*

*Prólogo*

# O Insight

---

Nunca imaginei que, como jornalista, um dia estaria escrevendo e pesquisando sobre o abraço e todo o afeto gerado nos encontros e suas repercussões milagrosas no coração do ser humano.

Nunca imaginei que, como psicóloga, estaria observando comportamentos daqueles que se permitem praticar os treinamentos de *mindfulness* sugeridos pela Ordem Interser, como a meditação sentada, caminhando, alimentando-se, a do abraço, a escuta plena, entre tantas outras, e que estaria testemunhando a delicadeza de tais atos e como eles modificam nossas emoções e pensamentos.

*Insights* surgiram enquanto minha amiga francesa Geneviève tocava piano de forma intuitiva em Plum Village (monastério do monge vietnamita Thich Nhat Hanh, da Ordem Interser, conhecido mundialmente por sua missão de paz no mundo e indicado ao prêmio Nobel da Paz por Martin Luther King, em 1967), no retiro de verão de 2019, no sul da França.

Peguei meu caderninho de anotações e comecei a escrever o Capítulo I, no intuito de colocar "pra fora" o turbilhão de sentimentos que inundavam minha mente, uma mistura de inquietações, pois percebia tantas pessoas boas querendo ajudar como voluntárias naquele retiro e dezenas de visitantes agitados e agressivos chegando e demandando a ajuda ofertada. Conseguia, do lugar que meu assento estava naquela segunda semana de retiro, perceber claramente como éramos antes e como ficamos depois de alguns dias de vida ancorada na realidade, de acordar e ter uma rotina baseada em estar engajado e manter nossa ação contemplando o que existe naquela realidade dali, de onde pisamos, respirando, escutando, tocando.

Permiti-me estar imersa em um momento meu, sem telefone, sem internet, e me retirei daquele encontro em direção à biblioteca (dentro do prédio das monjas) para procurar, nos livros do Thai e da Monja Chân Không, algum material especificamente sobre a meditação do abraço. Havia muito silêncio, li trechos de livros raros e tive a oportunidade mágica de ver as monjas entrando e saindo da sala, alimentando-se, conversando, trabalhando, ver suas rotinas e suas práticas bem de pertinho e como são na plenitude, que não apenas praticam, mas também estão corporificadas em suas presenças.

Nesse ambiente rico, recebendo reforços diariamente, percebi que estava vivendo um sonho acordada e a feliz oportunidade de ter apoio e suporte para iniciar este livro, que mais uma vez, de forma imperativa, nos convida a abraçar! Para as monjas, que inspiravam a cada passo, parecia que o tempo havia pausado. Evocando a lembrança de suas presenças, emociono-me. Amo-as. É uma vida de dedicação, amor e autoestudo que são para bem poucos seres humanos.

Pensando nelas e em tantos ensinamentos da imersão, senti que a minha missão nesse momento era falar sobre o abraço meditativo e seus significados.

Vamos começar essa jornada.

*** 

Podemos até dizer "Ah! Mas eu sei abraçar, abraçar não é nenhum milagre". Isso seria o mesmo que dizer "Ah! Mas eu sei relaxar!" ou "eu sei respirar!".

Bem, o que se dialoga entre os autores que estudam profundamente o *mindfulness* – ou atenção plena, como ficou difundido no Ocidente a partir dos estudos de Jon Kabat Zinn – e suas raízes orientais a partir das bases budistas (escola Dhyana, Ordem Interser de Thich Nhat Hanh)* é que não sabemos. Na verdade, o intuito nem é ensinar algo, ou que temos algo a aprender novamente, como se tivéssemos esquecido.

O objetivo é, no final, conseguir nos sensibilizarmos com as repercussões e resultados do envolvimento e engajamento que ocorre em um abraço demorado e com a intenção que acaba por se tornar uma meditação. Afinal, o que mais estamos fazendo fisicamente senão ali de pé em frente à outra pessoa? E o que mais estaríamos fazendo com nossa atenção senão ali profundamente ancorada na presença do outro?

Neste livro, analisarei também as quatro colunas do método restaurativo (*Super Descanso*, 2015) – tempo, toque, afeto e diálogo – com a ritualística que envolve nosso discurso desde sua compilação, em 2008, até essa prática maravilhosa do abraço; consta um capítulo escrito por nossa querida mestre e doutora Judith Lasater sobre as conexões entre praticantes de seu método de restauração; temos a participação inspiradora da doutora Stela Simone sobre autoabraço e autocuidado; e as reflexões profundas e filosóficas do doutor Roberto Simões sobre a atemporalidade.

Bem, eu espero... nada. Entrego a você este trabalho sem projeções. Fico feliz se gostar, acolho se não gostar. Não quero que nos importemos mais com suposições, mas apenas em estar tranquilos e contentes em nosso darma e em nossas incríveis rotinas, mergulhados alegremente nesse milagre sensacional que é a vida.

> *Caso, nesse momento, você esteja surpreso que a palavra *mindfulness* não tenha surgido em Harvard com o querido e incrível professor Kabat Zinn, sugiro o clássico *The miracle of mindfulness*, no qual, na página 11, Thai cita pela primeira vez o estado de consciência no momento presente, quando então cunha o termo *mindfulness*).

*Nossos braços precisam de abraços*

# 1

Era uma vez dois abraços que nunca aconteceram. E nesse mundo de braços perdidos, eu encontrei por aí, sacudindo à toa na agitação, um jardim de braços bem caidinhos e solitários murchinhos, cabisbaixos, adormecidos.

Alguns desses braços apertados, tensos. Outros, tristes. Havia ali também pares de braços perdidos, amarrados, cansados.

Eu não imaginava que poderia, um dia, encontrar tantos braços descalçados, nus. Outros, fortes demais que não se entrelaçam enquanto nem os fracos se amarram. Encontrei braços sem coração, outros, bem pensativos... cruzados pra trás.

Tinha braço de sorriso fechado, outros que nunca sorriram. Braços tatuados de amor que nunca apertaram... e braços em branco, sem memórias, braços que preferiam... esquecer.

Porém, entrando um pouco mais na floresta de minha vida, vi os braços que "intersão" (da Ordem Interser), braços que fizeram o laço e desfizeram nós profundos, fechando presentes de vidas entre corações ontem vazios, zangados e partidos e, hoje, unidos no instante que há. São braços que abraçam demoradamente diminuindo o vazio que existia entre eles e fechando um presente; abraços que suspiram, que chovem em ombros que viram ninhos de cérebros que outrora pensavam demais e agora... sentem em suas profundas mentes.

Olha! Nasceram abraços que tocam peles! Que assustam o medo e hospedam a segurança, conversando em silêncio, alimentando as células com hormônios de aceitação e amor.

São esses que eu chamo de abraços de Thai: são encontros de paz, realizados em si primeiramente e logo após finalizados em uma aliança de paz com o outro. São encontros de duas almas que não somente se olham, mas também se devoram; abraços respirados, que sorriem em lágrimas de nuvens e lagos e que escorrem acariciando a pele em um toque no qual retorno a esse instante, pois o sinto. E que, de repente, já se foi, e que já está no passado.

Esse é o abraço de Thai.
Esse é o milagre do abraço demorado, do abraço que está. Do único abraço que há.
Abrace!

Miila Derzett

*Entrevista com Monja Chân Không*

# 2

A entrevista com Monja Chân Không foi realizada em Plum Village em julho de 2019, debaixo de uma rica sombra.

Serei breve, pois sei que a senhora precisa descansar. Sou escritora no Brasil, com livros publicados com a temática do descanso físico e espiritual e, em meu trabalho, teu carinho conosco, alunos e retirantes, e teus cânticos nas aulas de relaxamento profundo inspiraram sempre minha maneira de acomodar o outro nas práticas restaurativas.

Durante a vivência de ontem, você demonstrou para todos nós como funciona a proposta "Começar de novo", na qual o objetivo é que o amor verdadeiro possa se expressar.

Então, durante a vivência à qual fomos submetidos, fiquei profundamente inspirada por uma das partes, a qual Thai cita muito em seus livros: meditação do abraço. A autora mostrando o projeto do livro *Abrace!* no iPad à Monja, que dá um lindo sorriso.

Durante minha estada no retiro, ando coletando passagens em livros de Thai e seus livros na biblioteca e na livraria, procurando referências sobre essa forma de meditar. Obrigada por compartilhar seu tempo comigo, para que você possa falar um pouco com a gente.

A primeira pergunta que tenho e que parte de meu coração. Quando estou ministrando retiros sempre sinto que é um desafio e ao mesmo tempo parece estranho e engraçado, mas paira a dúvida: O que acontece com nossa humanidade que precisamos "aprender a abraçar"? Por que nós esquecemos como amar uns aos outros? Por que precisamos aprender as coisas que sabíamos quando crianças, quando a maioria de nós teve a chance de ter sido abraçado pelos pais ou cuidadores? Esquecemos o afeto que podemos compartilhar uns com os outros e que pode trazer a cura da qual tanto precisamos?
(Monja Chân Không)

*Permita-me aconselhar você a escrever sobre o que segue: a meditação do abraço significa abraçar profundamente com a consciência (awareness) e com a profunda felicidade que existe em você. Você precisa ser lembrado de que pode realizar esse ato e de que temos muito o que fazer; você precisa ser relembrado de que você necessita redescobrir a si mesmo, você tem a habilidade de olhar profundamente a outra pessoa com a qual você se importa, que é uma joia em sua vida, mas, se faz de forma rápida, sem estar em consciência plena durante a ação, você esquecerá desse olhar e ele ou ela também. Então pare, relaxe, encontre paz em você, olhe profundamente pra aquela pessoa, com muita atenção e veja o imenso valor que significa ter esse momento que está tendo com ele ou com ela e todas as dificuldades vencidas por ambos. Perceba a totalidade da outra pessoa e sua grandiosidade, assim como sua doçura. Nem tudo pode estar perfeito, mas perceba a maneira de ser, a totalidade abrindo seus braços, abrindo seu coração, e você o abraça, abraça profundamente... Que momento maravilhoso! Ambos estão vivos, devem acordar e ver o tesouro que existe no outro, aceitando suas fraquezas e, por isso, importam-se tanto um com o outro. "Inspirando, como é maravilhoso que ele ainda está nos meus braços, que ela está nos meus braços; expirando, que maravilha que é ainda estarmos juntos, como é bom que estamos assim. Ainda que tenhamos passado por tantas dificuldades, aqui estamos alegres e nos divertindo. Que maravilha que é estarmos juntos!" E talvez enfatizar todo o tesouro que eles têm e que sabem que ainda está lá, mas só precisam se lembrar de liberar esse tesouro.*

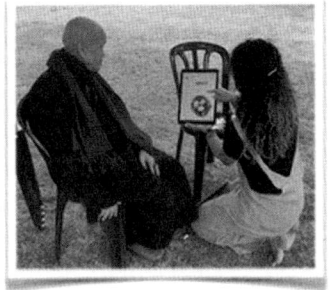

Pergunto se é uma nova maneira de abraçar.

*Nesse instante não tem uma pessoa que está ensinando ou aprendendo. Estão apenas libertando a beleza interior, o Buda que mora neles.*

Obrigada, Mestre querida.
(e eu reverencio com as mãos em lótus)

## 3

*Meditação do abraço, por Thich Nhat Hanh*

Quando abraçamos, nossos corações se conectam e sentimos que não somos seres isolados, diz Thai (*Chanting from the Heart*, 2000). Abraçar alguém em estado de *mindfulness*, ou consciência na realidade que se apresenta agora (*The Miracle of Mindfulness*, p. 11 – conceituo como engajamento no momento em que a ação é realizada, pois se nos percebemos somente no momento presente e não o sentimos, se não há engajamento – ou abraço – a esse instante com todos meus sentidos, talvez ele seja somente uma mistura do que acho que vi com minhas construções mentais), e concentração pode trazer reconciliação, cura, entendimento e muitas alegrias, diz o professor (Thai) Thich Nhat Hanh.

Vamos, antes de toda a filosofia e suporte de teorias e conceitos paralelos que dialogam de certa forma, tentar praticar? Convido todos a iniciarmos na ação e depois entrarmos na parte de reflexão. Parece confortável?

Bem, primeiro precisamos de uma pessoinha. Pode começar o "treino" – mas que ele seja verdadeiro! – com alguém que esteja tudo bem entre vocês. Em um primeiro momento, sugiro abraçar a mãe, uma amiga que adora abraços, pra depois passar para aquele abraço que, antes de acontecer, precisa de uma longa conversa, e que chamamos de "abraço do amor verdadeiro" (falaremos desse abraço mais adiante com os ensinamentos do sr. Chân Không).

Em Plum Village, nos relembra Thai (*El Arte de Comunicar*, 2018), cada vez que encontramos alguém, juntamos as palmas das mãos e inclinamos a cabeça em sinal de respeito, pois sabemos que, em seu interior, habita um Buda, que pode não se parecer com um Buda e não atua como um, porém possui a capacidade de amar e ser compassivo.

> Se soubermos fazer uma reverência e dar respeito e frescor, ajudará com que o Buda que se encontra dentro dele ou dela se manifeste. Unir as palmas das mãos e inclinar a cabeça não é um mero ritual, mas um despertar (*El Arte de Comunicar*, 2018, p. 34). Um lótus pra você, um futuro Buda.

Etapas:

1. Reverenciem um ao outro. Pare, coloque as mãos em prece e imagine que tens uma flor de lótus para oferecer a ele, olhe nos olhos do outro, estabeleça contato genuíno e, então, depois de reconhecer a presença sua e dele, reverencie.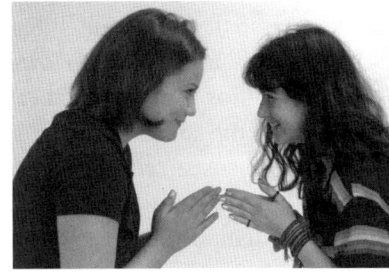
2. No momento seguinte, Thai sugere que estejamos ali realizando somente uma tarefa: "Se você estiver distraído, seu abraço será um abraço distraído também" (*Peace is every step*, p. 85). Em seguida, realize três longas e conscientes respirações (inspire profundamente, exale lentamente – conte 1; inspire e expire – conte 2) para que essa ação nos ancore ao momento presente. "A flor de lótus que tens em mãos é uma oferta à pessoa que tens à frente. Quando você a reverencia, você reconhece a beleza nela."
3. Agora que você já reverenciou o ser humano à sua frente, que percebeu a presença em seus olhos, respirou e ancorou*, expresse contentamento com um sorriso e inicie o ritual do abraço sem pressa, demorado. Sugiro um braço ir por cima do ombro e outro ir por baixo dele (axila) e ambas as mãos tocarem as costas do "abraçado".

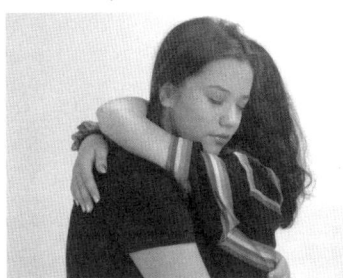

---

\* Ancorado: sempre que você vir alguém dizendo: "sinta-se ancorado no presente" ou "ancore por meio da respiração", isso significa que o convite é pra gente vivermos o presente. 'Mas nós já não estamos aqui?' Nem sempre. Na maioria das vezes nosso corpo está, mas a mente e o coração, não. Então é como se fôssemos barcos à deriva no mar da agitação, dos estados de multiatarefamento, ou quando ficamos tão tristes e inseguros que deixamos de praticar a humanidade entre aqueles que nos cercam. Nesse momento, para que possamos observar nossos pensamentos flutuantes com mais clareza, sem sermos arrastados por eles, escolhemos uma prática que nos sirva de âncora e nos ajude a permanecer em um menor raio possível dentro do mar agitado de vidas... não mais à deriva, mas mais conscientes de cada processo mental e para onde pensamentos e emoções podem acabar nos arrastando.

• Aqui criamos um quadro lateral para não interromper a sequência dos passos). Olhe que interessante: quantas vezes visitamos um amigo, vamos a um evento ou a uma festa e, quando voltamos pra casa, comentamos "me senti abraçado". Por que será, já pensou sobre isso? Quando me sinto assim é porque fui recebida em um local caloroso, com sorrisos e recebida na porta de entrada, percebendo todo o ritual carinhoso que o anfitrião dedicou para me recepcionar. Imaginemos quanto tempo, dedicação, amorosidade e paciência foi preciso para nos receber na escola, num curso, numa festa, fazendo de tudo para nos agradar?

4. Bem, próximo passo, já em *abraçamento*. Permaneça nele por mais três ciclos de respiração. Na primeira respiração torne-se consciente de que você está ali, e em nenhum outro lugar, e que você está feliz; na segunda respiração, torne-se consciente de que a outra pessoa está ali presente e que ela também se sente muito feliz; no terceiro ciclo de respiração esteja consciente de que vocês dois estão presentes aqui mesmo, no planeta Terra. Podemos nos sentir profundamente gratos e felizes por estarmos juntos. E isso já tem um efeito calmante e maravilhoso.

5. Por último, solte os braços e reverencie mais uma vez, demonstrando o quanto você está grato.

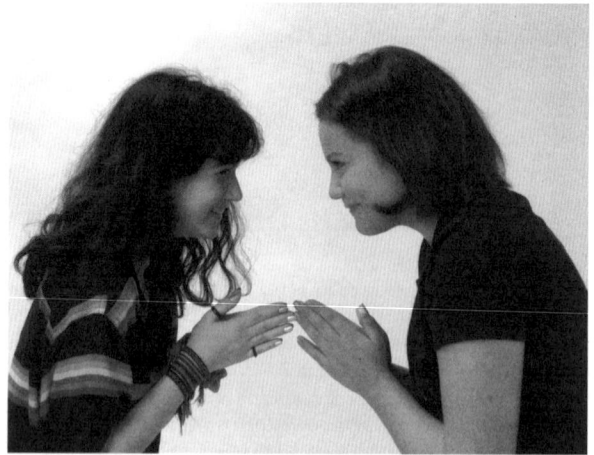

*Meditação do autoacolhimento, por dra. Judith Lasater, PhD*

# 4

Tudo que me lembro sobre minha primeira aula de yoga é o teto. Eu deitava e descansava entre cada postura por minutos, pois sempre no final estávamos no chão em um relaxamento formal, praticando uma postura chamada *savasana*. Eu amava tudo na aula, menos essa postura.

Eu simplesmente abominava ficar deitada lá, "desperdiçando" todo aquele tempo. Em vez de me deixar relaxada, sentia-me agitada, mesmo estando parada e deitada no chão. Minha mente queria que eu me levantasse e fosse "ser produtiva". Mas, em uma das ironias da vida, não muito tempo depois que eu me tornei professora de yoga, comecei a me especializar em yoga restaurativa, tendo como foco exatamente o relaxamento.

Fui aprendendo aos poucos a necessidade absoluta de não fazer nada por um tempo, todos os dias.

Estamos todos muito ocupados, agitados, distraídos e atarefados. Tentamos estratégias no intento de consertar isso: novos calendários, listas de tarefas, resoluções de ano novo e infinitas promessas a nós mesmos de que faremos menos em nosso dia a dia.

Pensamos em dormir mais, tentando reduzir nosso estresse e nosso constante estado de "agitação". Mas, na prática, não realizamos tais mudanças.

Então sugiro ficar com a simplicidade sempre, em vez de começar com grandes mudanças.

1. Comprometa-se a praticar um relaxamento uma vez por dia. Coloque essa prática em seu calendário como todos os outros compromissos. Comece deitando em um lugar confortável e silencioso e colocando um alarme de 20 minutos. Coloque um pequeno travesseiro debaixo da cabeça, uma guarda de sofá ou almofada grande debaixo de seus joelhos, uma toalhinha nos olhos, e cubra-se.

Faça cinco a dez ciclos de respiração lenta para se acalmar, deixando-a ter seu próprio ritmo e fluir naturalmente e, aos poucos, desconecte-se completamente do mundo, sentindo o corpo e focando no centro do cérebro.

Quando o tempo acabar, expire, encaixe seu quadril, dobre os joelhos um de cada vez e coloque os pés no chão. Em seguida, permaneça por pelo menos um minuto antes de usar as mãos para se sentar. Siga seu dia com o mesmo ritmo.

Essa prática simples tem benefícios comprovados, entre eles a redução de todos os efeitos do estresse no corpo. Isso inclui a diminuição da pressão arterial, melhora da imunidade, ajuda na fertilidade e reduz, e às vezes até mesmo elimina, dores de cabeça.

Uma entrega profunda de ao menos 20 minutos, especialmente à tarde, quando o sono domina a mente, é surpreendentemente rejuvenescedor e pode melhorar o humor e a criatividade. Muitas empresas estão incorporando espaços de soneca, pois percebem que há uma melhora na produtividade dos funcionários.

Além disso, praticantes regulares de relaxamento (*savasana*) relatam um sentimento generalizado de menos reatividade a situações estressantes no trabalho e em casa, e um crescimento gradual de uma tranquilidade que rege suas vidas.

2. Não olhe para o seu telefone durante as refeições. Coloque-o em outro quarto e desligue-o. Deixe o aparelho no carro quando for à aula de yoga, visitar um amigo, comprar comida. Encontre momentos em que você pode estar "sem a coleira eletrônica". Olhe ao seu redor e veja as pessoas e a natureza na sua frente. Organize-se para ter um dia inteiro, uma vez por semana, de descanso sem olhar para o seu telefone.
3. Olhe sua agenda todo domingo e veja qual compromisso você pode abrir mão na semana. Isso vai criar espaço para descansar, ser criativo, tocar ou ouvir música. Esse tipo de atividade nos faz uma pessoa mais bem amparada; isso nos ajuda a amar a nós mesmos e ter menos autojulgamentos.

Se realmente tomarmos as rédeas de nossas vidas, quanto das coisas que temos de fazer hoje é realmente tão urgente ou importante? Podemos dar a nós o presente do espaço sem compromisso, não agendando tantas coisas no mesmo dia? A maioria do que "temos de fazer" pode ser feita em um ritmo lento, sem nos pressionarmos tanto. Poucas coisas são urgentes.

Esses três simples comportamentos ajudarão a encontrar mais espaço, silêncio e tranquilidade. E isso afetará a sua saúde e tudo ao seu redor. Quando meus três filhos, dois em idade escolar e um na universidade, notavam que eu estava me estressando com preparações de feriado ou com o caos geral da vida com três jovens adultos superagitados, um deles me dizia: "Mãe, você está estressada. Suba ao quarto de yoga e "savassane-se".

*Savassanar* tornou-se um verbo na minha família. Meus filhos sempre estavam certos sobre essa questão. Quando retornava da prática, as pessoas gostavam de mim de novo, e eu gostava de como falava e agia.

Quando você insere uma prática de relaxamento diária em sua vida, percebe que começa a ter a habilidade de escolher como quer estar para os outros e ter espaço para reflexão antes de uma conversa. Isso trará cura e energia para você ao mesmo tempo.

O maior luxo em uma vida cheia de compromissos é simplesmente saber desmarcar compromissos. Aprenda a não fazer nada. Deite no sofá e olhe pela janela: sem música, sem celular, sem falar nada. Todos nós estamos sedentos por mais espaço e o bálsamo calmante do tempo livre. Convide o vazio para a sua vida toda vez que você puder e onde puder. Saboreie o silêncio e a quietude que encontrará em algum lugar do seu dia. Essa prática é qualquer coisa, menos uma perda de tempo. Alimenta nossa alma e nutre nossa vida.

Enquanto muitos estão familiarizados com os benefícios da redução de estresse e relaxamento, poucos estão conscientes de que um relaxamento formal, literalmente, corporifica a imensidão presente na filosofia da yoga, uma ideia bem pouco conhecida. O tempo que ficamos em *savasana* nos dá uma chance de observar, não apenas a tensão física que experimentamos, mas também o mais importante, a nossa tensão mental, o macaco inquieto que chamamos de mente e as implacáveis correntes de pensamentos e de julgamentos, dos quais somos todos familiares, e, no entanto, seguimos evitando experimentar. Esse processo de observar o que está acontecendo na mente é a chave para entender todas as práticas de yoga e nos ajudar a criar a vida que queremos viver nesse agora.

# As bases do Método Restaurativo

*Abraços com Tempo*

# 5

---

Todo abraço precisa de permissão. Abraço precisa de tempo para reconhecimento de "território". Sabe quando você vai experimentar algo novo e precisa primeiro se sentir seguro de que aquilo é realmente confiável, de que não irá lhe fazer mal? Pois o mesmo acontece quando nos propomos a realmente ir para perto de outra pessoa. Aproximar-se de uma pessoa não é tarefa fácil. Nem psicólogos sabem realmente como fazer isso. Ao contrário, alguns profissionais da área da saúde acreditam que não podemos tocar no outro, que realizar um *rapport* (processo de criação de elos) é simplesmente puxar uma cadeira e perguntar "como você está hoje?".

Não. Para realizar um laço de confiança com o outro precisa de uma *profunda* mente e de tempo, que chamamos de tempo respirado; de algumas inspirações e expirações em um espaço de silêncio, e mais nada. O outro é um ser humano, uma alma, uma vida repleta de experiências. O outro é singular. Ele é feito de histórias, de encontros e seus afetos, que podem gerar alegrias ou tristezas. É alguém que está de braços soltos aguardando o bom momento do abraço, e que, às vezes, vem esperando por um momento assim há anos. É um Buda: ele merece ser reverenciado. Como você.

É tão bom quando alguém nos olha *intensamente*, sorri... e apenas sorri. Sentimo-nos vistos, apreciados, presentes; respeitados sem rotulações, sem achismos ou suposições de quem somos por conta de um cabelo ou da roupa que vestimos. Sentimo-nos pertencentes!

Adoro essa palavra.

Quando esse encontro com pessoas que estão neutras em relação a nossa chegada – sem projeções nem preconceitos –, nossa cognição social ganha espaço, nos sentimos gente, independentemente de nossas singularidades ou atravessamentos – cor, raça, religião, idade, cultura.

Essa é uma conversa interessante para termos na escola: introduzir crianças no conceito de atemporalidade; e também refletirmos sobre o que significa *realmente* respeitar profundamente o outro. Atemporalidade no sentido de pensar nos momentos mais ricos de nossas vidas que perdemos no tempo... ou ele se perdeu da gente. Perdemos a hora, esquecemos em qual dia da semana estamos. Saímos de um tempo numerado e entramos em um tempo natural, em comunhão com a natureza, tempo esse que se dilata e cada minuto passa a ter um infinito de segundos.

Um exemplo: sabe quando estamos apaixonados? Quem se lembra do tempo passando rapidamente? Estamos em *mindfulness* sensorial completo quando nos apaixonamos, nos perdendo em espaços de longa estada e profundo afeto. Tudo o que desejamos é realizar a unidade com o outro: percebê-lo por meio do olhar, dos cheiros, do toque, do gosto e dos sons.

Outro exemplo é quando estamos brincando com nossos animaizinhos e acariciando seus pêlos. Somos envolvidos por essa atemporalidade. Os nossos cãezinhos e gatos são grande exemplo de pequenos Budas: eles estão sempre vivendo o presente, com a mente curiosa de uma criança. Não julgam e não sentem aversão; são extremamente gratos ao alimento e nos saúdam balançando o rabinho cada vez que chegamos; nos reverenciam; amam seus donos e são fiéis a quem lhes dá amor e atenção de verdade.

Bem, podemos arriscar que o tempo é o melhor amigo do discernimento. Thai nos ensina que os órgãos de nossos sentidos – olhos, ouvidos, nariz, língua e corpo – aferem o mundo e constroem uma realidade interna a partir da consciência que temos armazenada em nossa mente. Sendo assim, o primeiro contato com os objetos tende sempre a realizar o processo de sensopercepção a partir do que temos de conteúdo interno e que seja suficiente para trazer significado àquilo que estamos vendo. E nesse caso do abraço, o que vemos é uma pessoa.

Com tempo, em estado de *mindfulness*, eu não somente olho o outro, mas eu também o reconheço, o realizo em suas singularidades. Permito que ele seja ele: um ser todinho novo e que nunca encontrei antes. Ele merece uma mente receptiva e aberta, não um olhar que o rotula e o significa dentro de possibilidades finitas, de passados e construções particulares e que, muitas vezes, não fazem sentido algum com quem o outro realmente é.

Nossas construções são infinitas. São tão diferentes quanto o documento de identidade na ponta de nossos dedos. Lembremos sempre disso.

Realizar *bullying* é o que senão amarrar uma alma em rótulos, achismos e preconceitos? E, em nossa sociedade, ele hoje está presente em todas as gerações: não acontece somente entre crianças.

Em meus cursos, gosto de fazer a seguinte vivência entre os alunos: o grupo apresenta-se falando cada um o seu nome e o que mais gosta de fazer; o que lhe traz potência de alegria. Em vez de aguarmos as plantas da vaidade, apresentando seu currículo ou o que espera do encontro criando projeções e antecipando um futuro que ainda não existe, procuramos saber mais daquele incrível ser humano que está ali bem na nossa frente, paradinho, pronto pra ser percebido por nós em *heartfulness*.

Sabe como me apresentei em Plum Village? Meu nome, de onde sou e como estava o tempo dentro de mim naquele momento.

> Na minha resposta, a intuição guiou-me para uma visualização de "céu estrelado", pois estou incrivelmente feliz aqui escrevendo este livro pra vocês. Como se a minha inspiração se manifestasse em pontos de luz no céu infinito, e o céu nos abraçasse. Pare um instante. Olhe para o céu. Você consegue se sentir abraçado por ele enquanto lê? A isso se dá o nome de sentido de comunidade que se inter-relaciona.
>
> Então, antes de iniciar o abraço demorado, sempre realizaremos um pequeno ritual para que o outro se reconheça respeitado, sinta-se seguro e permita um passo em direção a ele. "Inspirando e expirando, sinto o *insight* da impermanência com a vida...". Quando você traz seu corpo e sua mente, que juntos produzirão o momento presente, para se transformar em um estado de graça, isso é um ritual, diz Thai (*The pocket*, Thich Nhat Hanh, 2012). Damos a esse ritual tempo e também falamos do tempo aqui para lembrar que estar no abraço em meditação é abandonar o nosso relógio e a nossa constante vontade de acabar logo o que estamos fazendo para começar outra atividade, e assim por diante. Dentro do abraço, o que conta é a respiração ter o tempo de naturalmente sincronizar, o coração bater junto, sentir seu corpo derretendo na confiança e nesse ninho construído junto com o outro.
>
> Ah, acabei de lembrar: sabe como meu querido companheiro de vida Roberto, meu português, conta sempre que se apaixonou por nós? No aeroporto, em um dia que fui lhe dar um abraço de despedida... Então, meus amigos, nunca subestime no que o enroscar de um bom abraço pode resultar.
>
> Mas o abraço não acontece somente entre casais! Pode ser entre mãe e filha, irmãos, amigos e recém-conhecidos também. Se você trabalha com instituições de caridade sabe o que isso significa: oferecer um abraço autêntico e demorado a quem só quer isso e nada mais pode ser mais nutritivo e necessário que o próprio alimento.

Existe uma pesquisa conhecida como Estudo de Harlow sobre afeto. Ronald 6, como foi nomeado o animalzinho da pesquisa, escolhe a mãe de arame que é coberta por mantas (conforto) nos momentos de medo, em vez da mãe de arame que tem a mamadeira (sobrevivência). Isso é rico, absurdamente fantástico e inspirador.

Escolhemos algo que elimina o medo de nós, até porque, em momentos de medo (ansiedade), não pensamos em comer. E nesses estados o tempo voa. Quando a gente percebe, o ano passou e lá vem Papai Noel. Porém, é muito nutritiva e transformadora a sensação de segurança gerada pelo afeto (aninhamento). Quando decidimos nos aninhar – no sofá, no colo da mãe, no enroscar de dois corpos, no abraço demorado –, o tempo pausa. Não somente a cascata frenética de pensamentos e cobranças, mas também o tempo. Ele pausa. Ele fica diferente, ele se permite ter outro significado. Ele, inclusive, deixaria seu ano demorado, repleto de memórias de afeto, alegrias e instantes perfeitos; de confortos no caos, de estada amplificada ao som do silêncio.

No abraço existe o milagre dos benefícios no seu organismo: ele pode evocar as respostas do relaxamento acalmando seus pensamentos e o deixando mais compassivo; pode também ativar áreas de atenção no seu cérebro, inteligência e habilidades sociais.

E você que até hoje dava beijinhos estalados no ar, vai mudar de ideia? Olha que em estados de presença assim até mesmo a reversão do envelhecimento celular pode ocorrer. Então, a partir de agora, permita-se estar sem pressa dentro de um abraço demorado. Você literalmente ganha tempo.

*Abraços com Diálogo*

# 6

Parece que o abraço acontece em silêncio, não é? Mas silêncio diz muito. Em um legítimo silêncio há uma comunicação incrível acontecendo, não só na sua mente, mas também em todo o seu corpo. Falaremos mais tarde do toque e da pele.

Agora falaremos do que podemos fazer para que um diálogo amoroso se estabeleça. Thai diz que, quando abraçamos alguém, nossos corações se conectam e compreendemos que não somos seres separados. Abraçar alguém com concentração e consciência pura pode trazer reconciliação, cura, compreensão e muita felicidade (*Caminhos para a paz interior*, 2013).

Em *Beggining a new* (2014), Monja Chân Không nos mostra o que é preciso para começarmos *novamente*. Quando enfrentamos dificuldades nos relacionamentos, por exemplo, poderíamos propor um recomeço com uma sequência rica de diálogo profundo que é selado com um abraço.

Durante o encontro com Monja Chân Không, presenciei uma sequência de prática do amor verdadeiro por meio do diálogo, sobre como dar suporte e manter as melhores relações. Alguns pontos que devem ser observados:

1. Nunca devemos responder quando estamos em choque. Depois de uma discussão, na qual palavras foram ditas em estado de confusão e agitação, a melhor coisa a fazer é colocar a mão no abdômen e fazer ao menos dez ciclos de respiração, até que seja possível retornar a um estado de calma, em que possamos observar a raiva e saber acolhê-la com discernimento.

2. O segundo passo sugere "colocar água nas flores", ou seja, em vez de explodirmos em palavras que machucarão o outro e aumentarão o distanciamento em que você e outro já se encontram, o convite é para apreciar o que é bom, o que o outro tem que você ama. Talvez, para que o passo 2 tenha veracidade, você precise de mais tempo para acalmar

seu coração. Não tem problema, você merece um tempo para respirar e aguardar até que o estado de choque passe.

3. Nesse instante, o convite é para expressarmos arrependimentos e pedir desculpas. Um enorme exercício de humildade e humanidade. Conseguir abrir o coração e mostrar-se vulnerável é um ato de imensa coragem. Saiba reconhecer seus tropeços, somos humanos, de carne e osso e não de plástico, lembre-se disso. Costumo dizer aos meus alunos que estamos sempre tentamos acertar o alvo: para ser a melhor esposa, o melhor amigo, a melhor filha, o melhor pai. Mas nem sempre acertamos e isso nos faz perfeitos em nossas imperfeiçoes e, acolhendo em mim meus erros e acertos, eu dou o direito ao outro de também seguir marchando sem se punir ou se entristecer quando algo não sai conforme o planejado.

4. Será que eu te machuquei sem perceber? A comunicação passiva é uma dádiva e está sempre ao nosso alcance, mas poucos de nós se lembra de que temos essa fascinante ferramenta ao nosso dispor. Quando menos percebemos, já estamos acusando ou nos defendendo. Saber se colocar no lugar do outro, a tão falada empatia, requer que eu me distancie dos meus próprios sentimentos e pensamentos a ponto de conseguir escutar a resposta que o outro dará sem responder prontamente, sem interromper, sem me culpabilizar nem comiserar. Apenas escuto e, caso a resposta seja "sim, você me magoou", eu respondo "sinto muito, observarei e vigiarei meu comportamento para que isso não mais ocorra".

5. Expresse sua dor sem acusar. Converse, dialogue sem mudar o ritmo nem o tom de sua voz. Diga o que você sentiu sem apontar ou julgar. Seria possível? Se estiver ouvindo, apenas escute amorosamente. Ouça o que seu amor ou amigo tem a dizer, pois nessas horas conhecemos muito de nós mesmos, daquelas partes que não conseguimos perceber de nossos atos e comportamentos e que em um espaço de observação madura e profunda poderemos fazer mudanças incríveis que diminuiriam não somente o meu sofrimento no futuro, como também o do outro.

6. Agora é a hora de praticar a meditação do abraço.

*Abraços com Afeto*

# 7

Temos a técnica, não é? Mas vamos fazer com que o abraço não fique mecânico. Ele não é, como uma postura da yoga comercial, algo encaixotado e que deve seguir uma regra e ser igual para todo mundo. Não! Nem as posturas de yoga nem o abraço merecem essa distância toda do próprio ser humano que as pratica. Praticar a consciência, na realidade, sem engajamento, não nos leva ao estado de *mindfulness*, ou à concentração dentro dos oito passos descritos na yoga de Patânjali. É preciso afeto. É necessário o encontro. Sem ele, sem o laço, digamos assim, nada ocorre. Somente o foco talvez, mas fica faltando a segunda parte, aquela de "tornar-se o objeto", de virar um só.
A parte de virar um só... é lindo isso!
O abraço não acontece sem o envolvimento do que está entre um organismo e outro. Como posso abraçar sem querer experimentar o afeto que surge, a nova consciência da ação empreendida sem a entrega? É o mesmo que realizar a meditação da contemplação. Contemplo um jardim lindo, repleto de árvores, flores, trilhas. Porém, esse é um primeiro momento, conhecido como atenção *vitarka*, uma atenção mental. A segunda atenção, mais profunda, conhecida como *vicara*, está mais próxima da investigação *(dharmapravicaya)*, ou estudo profundo dos fenômenos *(Maître Tâng Hôi*, 2006, p. 55 e 56).
Iremos, nesse espaço, olhar curiosamente para o objeto e nos perguntar "quem é ele realmente, de onde veio, será que essa pessoa um dia foi uma criança feliz?". Olhamos os detalhes do "objeto" de contemplação e vamos investigá-lo. Ao observar o jardim, as flores e os detalhes das flores, observamos a nós mesmos. É quando sentimos uma leve brisa, e bum! Somos engolidos pelo ar e pelo éter e sentimos que estamos, enfim, imersos no todo, no qual coexiste uma fusão e a compreensão do que significa o que ouvimos tanto como "o todo". Esse momento mágico permite sentir que a natureza não está no externo, está dentro. Nós somos a natureza.

Esse é o sentimento que esperamos que ocorra com o abraço. Temos de nos derreter nele, estar imersos naquela unidade; respirar, sentir o coração batendo e respirar de novo. E de novo. E de novo.

E quando finalizamos o abraço, o afeto termina? Não. O afeto gerado ali fica pra sempre. Vira memória afetiva, e sabe para onde levamos o "abraçamento"? Levamos para casa, quando recebemos amigos e preparamos o ritual para recebê-los; levamos para o trabalho, procurando sempre nos alimentar com nutrientes para o corpo e a mente que sejam saudáveis; abraçando meu sistema digestivo com um bom chá; meu corpo emocional, com conversas sinceras e amorosas; meu coração, com uma linda contemplação nos intervalos. Sigo abraçando assim a mim mesma, assim como posso abraçar também, com uma escuta amorosa e com a presença, o sofrimento do outro.

Monja Chân Không cita nosso querido Thai (*Beggining a New*, 2015, p. 93) referindo-se à meditação do abraço como a "reconciliação entre o Ocidente e o Oriente". Ela descreve uma metáfora, das folhas que vieram do Oriente e encontram as xícaras com água quente do Ocidente. Então temos o ritual do chá, de uma xícara que recebe folhas ou flores e, na sequência, água quente e um tempo de espera para que depois possamos saborear o chá abraçado.

No livro *Momento presente, momento maravilhoso* (2014, p. 52), Thai sugere a prática da meditação do abraço com os filhos.

Ao inspirar sou muito feliz
Abraçando meu filho
Ao expirar sei que isso é a realidade
E que está vivo nos meus braços.

"Se estamos pensando no passado ou se estamos sofrendo de ansiedade e medo, o filho, que está presente, não existirá aos nossos olhos", diz ele. Será como um fantasma e nós seremos fantasmas também. Quando respiramos conscientemente, unindo corpo e mente, tornamo-nos reais outra vez, e a criança também. "Com seu filho nos braços e ambos presentes, reais e respirando, isso é vida."

Vamos lembrar também como é saudável para nosso desenvolvimento como seres humanos o afeto gerado em bons relacionamentos, nos quais existe suporte, diálogo, espaço para se expressar. Nas amizades, esse abraço se expande, e também nos relacionamentos entre casais. O importante é termos sempre um espaço que nos forneça segurança, como um ninho, que nos recebe com respeito, e a permissão para sermos muito potentes e fortes, mas em outros instantes precisarmos de pausas com restauração e introspecção.

Agora, imagine estar em um ambiente que não oferece essa troca, essa amorosidade? Ficamos engessados, endurecidos, com medo mais uma vez de não sermos aceitos como viemos, e cá estamos nós, cumprindo papéis e alimentando personagens sociais. Que dureza não poder soltar, afrouxar, ser, se divertir com medo do que o outro pensará de mim. E com as novas tecnologias, a busca insana por seguidores, por curtidas e avaliações constantes, passa a ser um fardo pesadíssimo que tem nos adoecido pelo excesso de positividade: precisamos estar sempre plenos. A que custo? Qual o valor que se paga para ser bonito, rico e feliz o tempo todo?

Afeto está no toque, no diálogo e no tempo liso. Afeto está na escuta amorosa, na sua suavidade, no tempo que dedica a receber o outro. Está no ar, na intenção, no silêncio e também na palavra. Afeto está na troca, no intento e na autoaplicação. Afetos costuram o mundo.

*Abraços com Toque*

# 8

Às vezes, durante a prática restaurativa, percebo corpos flutuando. Como se nunca tivessem estado presentes aqui, na Terra, na aula, em contato com os materiais. Parece que existe um verdadeiro terror em se conectar com o presente, não permitindo o contato com o chão ou com acessórios, evitando, o que mais me surpreeende, sentir o próprio corpo. Como se ele não fosse aceito, como se fosse prejudicial à sua convivência social estar nele. Você deve pensar agora como podemos escolher fugir tanto do que guardamos debaixo do tapete ao ponto de nos distanciarmos do próprio corpo, como se isso fosse funcionar?

Nunca perceber o corpo? Que triste isso. Envolver-se tanto com as construções mentais e os nós; assim, nunca sentimos nossa própria respiração, nunca sentimos e curtimos aromas, nunca experimentamos o toque na pele, por pessoas ou superfícies. Bastante comum, aliás, já que aferimos o mundo e criamos âncoras a partir dos nossos sentidos. Se estamos desconectados das repercussões dos estímulos ao nosso corpo, onde estamos?

Hum... em *mindlessness*. Viajando literalmente dentro de nós. Como diz minha filha, "zumbizando".

Ainda nas posturas restaurativas, percebo corpos que preferem ficar voando, apegados em histórias que são construções mentais e que geram mais instabilidade e mais sofrimento, com medo (mas já sentem!) de mergulhar nos espaços sombrios de seu ser... (sempre digo que é lenda urbana a ideia de que temos monstros dentro da gente, assim como nunca teve debaixo da cama).

A questão é que se você está lendo este livro, você sentiu falta de aproximações; se está aqui nesta página, tem interesse no amor. Então não tem jeito: autoconhecimento só combina com entrega, investigação constante e mergulhos profundos. Mergulhos profundos e saltos largos.

Sabe quando estamos à beira de um ciclo que precisa urgentemente ser finalizado? Que sentimos medo do desconhecido, tememos o que virá (às vezes até evitando a felicidade)?

E já pensou nos abraços que damos? Às vezes beijinhos no ar feito comadres de novela, pois não seria elegante tocar na pele do outro. Então só selamos um acordo social de um cumprimento a distância. Ou do abraço distante com tapinha nas costas "tá boa, querida?", esse que a vontade que temos é de dizer: "estava, antes desse abraço gélido".

De acordo com os estudos do dr. Hertenstein, expert em emoções, o toque é uma forma de comunicação entre seres humanos. Ele tem o poder de criar ou estreitar laços com nossos filhos, familiares, amigos. É importante também nas hieraquias de poder e aumenta nosso carinho pelas pessoas. Nos hospitais, por exemplo, o comportamento de um paciente que é tocado por um médico e como se comporta em sua recuperação é bastante diferente daquele que não recebe essa forma de afeto do cuidador. É como se, com o toque no braço firme, porém suave, fosse o "contrato" entre duas partes: "estou aqui por você". Thai sempre fala que a melhor declaração de amor é dizer ao outro com todo seu coração e presença nas palavras.

Em um abraço meditativo, quando somos tocados pela pele, setindo o calor, a textura do outro, a pele, repleta de receptores táteis neurais, pode evocar sentimentos positivos. Para os bebês, por exemplo, é de extrema importância o toque e o relacionamento com os pais, o carinho, o afeto. É a sua maneira de se comunicar. Toque é recuperativo, é restaurativo para nosso sistema nervoso. Ele nos transmite suporte, confiança e presença. Sentimo-nos não somente amparados e seguros, mas também vistos e pertencentes.

A dra. Field diz que o toque é uma comunicação que atravessa culturas. Além disso, tem o benefício de diminuir o estresse, aumentar a qualidade do sono e equilibrar nosso organismo como um todo. "O toque salvaria o mundo da guerra e do excesso de adoecimento." Nós, do método restaurativo, concordamos com isso, doutora!

Podemos estar juntos fisicamente e a mente e a intenção estarem bem distantes. Quando convido um aluno a experimentar uma postura de restauração (ver meus livros *Relaxe!*, 2015 ou *Super Descanso*, 2015), geralmente são super-receptivos: eles não esperam a hora de receber conforto e afeto, mas quando coloco com cuidado e carinho um dos pesinhos na testa, ou na palma da mão; quando ajusto com cuidado uma perna ou simplesmente encosto minha mão no rosto do aluno com carinho e respeito e pergunto "tem algo mais que preciso fazer para você se sentir mais confortável?", alguma coisa incrível acontece: eles se sentem amados e importantes, sem precisar provar nada a mim, sem precisar de *status* ou diploma. Linden acredita que o fato de alguns de nós não ter a experiência do toque facilita para que o organismo tenha uma tendência a distúrbios mentais como compulsividade e atrasos cognitivos. Um pouquinho de carinho já teria o poder de reverter esse processo danoso, afinal somos seres humanos! Somos construídos socialmente a partir de sensações, de sentir coisas e viver experiências. O toque aumenta nossa capacidade de criar laços e, a partir desse espaço de estar em ligação com alguém, faz-nos sentir mais confiantes, com mais empatia e desejosos de cooperar.

Quando meus alunos se encontram nos rituais restaurativos; nas rodas de diálogo, recebendo e experimentando os dispositivos restaurativos, como trocas em duplas, posturas da yoga passivas, meditação dos cinco sentidos, eles, simplesmente, e muitas vezes, choram. Eles se emocionam, pois quebramos inúmeras barreiras e o aluno percebe um cuidado genuíno, a atenção total do restaurador nele, o afeto, a intenção de cuidar e de estabelecer laços. Por meio do toque ele se comunica comigo e sente a intenção, a presença, o alívio.

E então ele solta, distensiona, suspira e se acalma.

E embarca e... medita.

E chega em casa.

*Tempo liso, tempo estriado e onde ficou o abraço, por prof. dr. Roberto Simões, PhD*

# 9

O tempo passa e transpassa nossas vidas como um fio condutor? Sim e não, pois boa parte do que denominamos tempo pode ser vivido/experienciado de diversas formas. O tempo não nos conduz a nada, nem tampouco é uma linha uniforme que liga dois pontos. Na verdade, é a linha que arrasta o ponto de forma singular e não nos damos conta disso. O *tempo liso* é retomar para si o processo criativo da vida, pois é o oposto do *tempo estriado*, aquele tempo marcado por episódios bem definidos e percebidos como "estruturais". Não há estrutura invisível que lhe carrega, mas momentos que intensificam a sua vida (*liso*) e/ou tornam seus passos rotineiros (*estriado*), e a cada suspiro que você solta de cansado é mais um momento criativo perdido (ou não sentido e percebido).

E esse é o ponto principal. Nem tudo que sentimos é *percebido*, mas tudo é registrado (consciente ou não) em cada poro e fibra muscular do seu corpo. Sensações são estímulos físicos que nos atravessam, e a percepção é a significação deles. Sensações não possuem um significado, e as percepções são os conceitos que convencionamos a cada sensação absolutamente singular que nosso corpo encontra. Sim, pois somos corpos/mentes encontrando outros corpos/mentes a cada instante; e dedicar atenção ao tempo liso é voltar a atenção a cada sensação que nos atravessa despercebida, mas que vai tornando quem somos (consciente ou não).

Nós não somos sujeitos, mas acontecimentos. Imagine uma maçã produzindo sensações em um marciano (um nativo do planeta Marte). Todas as percepções dele nasceram a partir de outros corpos *sentidos* do ambiente em que viveu até agora (cartografias marcianas?); mas ele acaba de pousar na Terra. Ele nunca viu, cheirou ou tocou uma maçã antes. Então, que espécie de percepção ele terá dela (e de qualquer outro corpo/mente terráquea)? Nenhuma certamente, mas talvez de outros corpos/mente que PERCEBE serem parecidos (semelhantes/ressonantes) com seu histórico de sensações/percepções marcianas. Você poderá desenhar a composição química da fruta em uma lousa, mas mesmo assim esse marciano nunca saberá qual o gosto, textura, aroma e cores até PROVÁ-LA. E aí, depois de tê-la POSSUÍDO; de esta maçã ter atravessado seu corpo/mente, ele (marciano) estará de posse agora de suas próprias percepções que são intransferíveis por sua vez. Dito de outra forma, as sensações podem ser as mesmas, mas as percepções sempre serão singulares.

Pensando assim não somos SUJEITOS, pessoas definidas em uma estrutura ou arquétipo, que se possa verificar semelhanças aqui e acolá, mas ACONTECIMENTOS. Em palavras mais simples, somos únicos, singulares viventes frutos dos encontros fortuitos de corpos e mentes que nos atravessam produzindo sensações e percepções. Somos decorrentes de fluxos de velocidades e lentidões. Mas o INSTANTE, este momento particular do tempo em que nos percebemos *acontecimentos* e não *idealizações*, vivemos uma experiência de tempo LISO, um instante não dividido por começos, meios e fins. O tempo liso, ao contrário de tempo ESTRIADO, faz-se presente no beijo demorado da pessoa amada, na pipa solta ao vento junto com seu filho que flutua no ar (um corpo formado por diversos outros corpos: nitrogênio, argônio, oxigênio etc.), na contemplação da natureza e infinitos outros momentos nos quais a linha arrasta o ponto sem direção definida, apenas deslizando pelo papel, jogada de um lado para o outro ao sabor das sensações e percepções.

Somos (ou deveríamos ser), enfim, momentos vividos e não apenas "sobre-vividos". É nos espaços de tempo liso que a *criança* brinca no corpo/mente do adulto criando novas formas de vida. O homem cansado, pois sobrevive sob a égide do tempo estriado, se pergunta: mas o que devo fazer para alcançar o tempo liso? Mas não há esforço no tempo liso, não há o que alcançar. O movimento em direção ao tempo liso deve ser o oposto disso, o *esforço* está em se manter no tempo cronometrado pelo relógio. O tempo estriado é o fim da queima da vareta do incenso e o tempo liso é o aroma que se mantém mesmo depois de a vareta do incenso não mais existir. A fisicalidade do incenso se fez fumaça (também física, material, plano de imanência); assim como o chá que sorvemos já foi uma nuvem. E esse tempo entre a leitura estriada das minhas palavras anteriores e a conexão de perceber a nuvem no chá é o tempo liso se manifestando. É você experienciando o tempo liso.

Na yoga denomina-se *samadhi* a experiência do tempo liso. O ato de contemplar/meditação é viver o tempo liso, a vida no devir, na transformação, no tornar-se; o devir-cão quando uivamos na lua cheia. O tempo liso pede *relaxação, restauração, transformação* do tempo estriado em liso:

DEVIR-RESTAURATIVO. É o tempo de criação de vidas novas: novas formas de amar, de se vestir, de pensar, novas formas de existir.

Aprofundemos mais essa ideia. Em momentos de estresse, o tempo sempre é estriado. Um tempo marcado pela passagem dos ponteiros do relógio: *multitasking*, pois preciso (evolutivamente os nossos corpos/mentes nasceram com esse dispositivo em nós). Nascemos prontos para sobreviver. Nossa essência é persistir existindo. Mas esse é um recurso que possui um TEMPO de manifestação. O estresse em excesso é prejudicial: *overtraining*/sobretreinamento em atletas, *burnout*/"queimando" em não atletas, mas o significado é o mesmo: muito tempo exposto ao tempo estriado causa doenças! O estresse crônico é o excesso de vida em tempo estriado! O oposto do estresse, portanto, é o relaxamento ou relaxação/restauração, ou uma vida em tempo liso!

O estresse, dessa forma, é (ou deveria ser) um tempo específico (ESTRIADO: tempo com começo, meio e fim) e bem demarcado, que surge de forma instintiva sempre em resposta a situações de fome, dor, medo e raiva. Qualquer ser vivo, nessas situações (fome, dor, medo e raiva), experiencia o tempo estriado. E isso é benéfico, contanto que dure o tempo necessário para sairmos de uma situação da qual corremos perigo de morte. Mas imagine-se vivendo 24 horas em situações de perigo (*sentindo* se estiver inconsciente ou *percebendo* se estiver consciente)[*], o que mais você talvez desejasse neste espaço-tempo estriado crônico do estresse é sentir-se acolhido e ouvir "que tudo vai passar". O abraço demorado no espaço-tempo liso é o território em que esse *milagre* acontece.

A vivência no espaço-tempo estriado é *desterritorializante* – diz-se: "perdi o meu chão". O abraço demorado é trazer para este momento um pedaço de terra criado pelo espaço-tempo liso. Não se trata de entrelaçar seus braços em outros corpos como um gesto mecânico – diz-se mecânico, pois justamente é sem alma, só um organismo abraçando outro. Não, o abraço demorado no espaço-tempo liso é *territorializar* alguém sem chão, sem pátria, descontextualizado e alienado do seu próprio processo criativo. É trazer alguém à vida (a vida dele, óbvio). Não se trata do encontro de organizações corporais e mentais, não significa ou simboliza coisa alguma, apenas é. O milagre do abraço demorado é uma forma de trazer para si (e possibilitar ao outro) a oportunidade (mais uma vez e infinitas vezes) de ritualizar em território sagrado o ritmo e a melodia da vida vivida na imanência, aqui-agora, e não mais na espera(nça) de alcançar um local "certo" de se viver (quase sempre essa busca é organizada de fora).

---

[*] A ansiedade, por exemplo, é o medo por algo que você não sabe o que é. A depressão, a raiva, por algo que você também não identifica.

*Enlaçar-se, abraçar-se, por dra. Stela de Simone*

# 10

Talvez a palavra "abraço" te lembre mais imediatamente a união entre duas pessoas em uma demonstração de afeto, de amizade. No dicionário, abraço também quer dizer aderência, fusão, encontro, e, como médica, estes significados têm muita utilidade e bastante impacto no bate-papo com meus pacientes no consultório, onde basicamente trabalho com mudanças de hábitos por meio da medicina indiana (*Ayurveda*). Motivar cada pessoa a se olhar e se aceitar integralmente, na plenitude de seus defeitos e qualidades, é um trabalho muito difícil, em especial nos dias de hoje.

Sabemos que a tecnologia trouxe evolução para a humanidade, mas tem afastado cada vez mais as pessoas de um salutar convívio. Novas formas de interagir e se mostrar para o outro apareceram, nem sempre verdadeiras, por meio de postagens em redes sociais que mostram, na grande maioria das vezes, pessoas sempre felizes, belas e divertidas, bem-sucedidas, prósperas. As texturas do indivíduo são descartadas e substituídas por modelos superficiais e sem graça que todos devem seguir. Maquiagem da vida real, máquina de comparações infinitas, que no final só resultam em angústia, tristeza, apatia, depressão e infelicidade. Todos esses sintomas me parecem ser de saudade, pessoas sentindo falta de si, sem conseguir escapar dessa (ir)realidade!

Então, trata-se de auxiliá-las nessa conscientização – para que criem o caminho de volta a si mesmas, para que parem de boiar e mergulhem até a parte mais profunda do ser, para se (re)encontrarem... e para, finalmente, abraçarem-se. Este talvez seja o mais importante dos abraços, o que d(o)amos a nós mesmos, abraço que reflete aceitação do ser único e incomparável que cada um é. Esse autoabraço é fundamental para que haja aderência a uma nova abordagem de vida que envolva mudança de hábitos, para que haja uma fusão de fato entre a constituição (essência) do indivíduo e sua condição no momento. Sem ele, aquele caminho de volta não é possível, já que surge apenas depois de nos redescobrirmos.

As recomendações prescritas para que uma pessoa alcance uma nova forma de viver, com mais integração e harmonia, por meio da adoção de rotinas mais saudáveis adequadas às suas necessidades particulares, são como um par de braços estendidos esperando pelo outro. Leva algum tempo até que este paciente consiga estender seu par de braços e finalmente enlaçar-se.

É preciso paciência e confiança, pois o começo da caminhada é difícil, um tanto obscuro, e a paisagem não é nada bela. Entra-se em contato com todo tipo de dificuldades: vícios, manias, apego, indulgências, principalmente na esfera alimentar. Para seguir, é preciso vencer cada uma e não há como dizer quando as flores surgirão... A avaliação do grau de intoxicação do corpo-mente é uma etapa importante na avaliação do paciente, que precisa reaprender a respeitar seu tempo e ritmo.

A prescrição de uma desintoxicação alimentar, para começar, é bem-vinda, ao mesmo tempo que é feita uma análise da rotina da pessoa, envolvendo, entre muitos aspectos, horários de dormir e de acordar, momento das refeições, tempo para prática de exercícios, meditação e lazer. Fitoterapia (uso de plantas medicinais), meditação, yoga, massoterapia e aromaterapia são algumas das práticas que recomendo nesse processo de reestruturação interna. Todas as abordagens citadas atuam de forma positiva e sinérgica, nas quais o todo é maior que a soma das partes, já que fazem parte de uma orientação individualizada.

Todas as recomendações do *Ayurveda* visam aproximar os extremos, criando uma via que atenda, sob medida, às demandas pessoais; visam colocar o indivíduo em harmonia, não só com a natureza externa, mas também interna, como uma suave bússola que nos orienta no caminho de volta, para dentro de nós mesmos, o tal caminho do meio que se faz caminhando, sem excessos ou deficiências.

É essencial que nessa busca por um novo equilíbrio, na qual não podem faltar envolvimento e persistência, o indivíduo encontre sobretudo apoio, pois é um projeto ousado sair da via expressa em que se transformou a vida e buscar o pacato caminho que reconduz à paz interior. Por isso, mais do que cultivar uma boa relação médico-paciente, cuido para que ela se transforme em uma parceria. É meu modo de dizer "estou aqui", é meu modo de abraçar.

*Um abraço de dia todo no paraíso*

# 11

---

Todos nós já vivemos ou ainda iremos viver esse abraço, pois ele vem desavisado e não só deixa impressões como leva pedaços. É o abraço paraíso, do qual você não quer sequer imaginar um dia ir embora dele, nem que seja nas suas lembranças.

Pode ter acontecido num bar, na escola, no chuveiro. Pode ter chegado devagarinho ou completamente fora de contexto. Um abraço que surpreende, ao qual você se rende, que fica nele morando para sempre.

Um abraço que assusta, pois sufoca a probabilidade de ele não existir, e então, quando ele acontece, o céu fica estrelado de uma maneira nunca antes percebida, a Terra vira testemunha debaixo dos seus pés de que ali só existe um toque feito beijo. Corpos levitam, corações se reconhecem e o amor explode feito fogos de artifício no peito da gente.

Quem nunca viveu esse abraço ainda não viveu, pois dele não se desenlaça nunca mais... Ele primeiro vai encostando com o olhar, com uma curiosidade. Depois com sorrisos, e o fisga com algumas gargalhadas. Vai aos poucos lhe conquistando e não tem pressa nenhuma de terminar. Se for legítimo, ele nos deixará confusos, perdidos talvez, ainda que enlaçados e encontrados... É um abraço ninho, pois ele protege inexplicavelmente. Às vezes parece que ele é perfeito, outras, que aperta demais; posso achar que é ruim de tão bom que foi, pois, que tamanho a dor seria viver sem ele?

O abraço pode ser o que antecipa o melhor beijo do mundo, o melhor cheiro, o melhor porto. Ele pode demorar anos para acontecer, ou acontecer em poucas horas. Você pode ter o melhor emprego, a melhor casa, a melhor cama. Pode fazer a melhor aula de yoga que existe, ou ir para a melhor academia malhar. Mas dentro desse abraço, todo o resto perde o sentido. Você só quer mais um dia nesse paraíso, só mais um dia nesse ninho, que mesmo sem os braços, você percebe que ficou nele por conta de toda a entrega, de toda a atenção, engajamento e confiança.

Você confia e sabe que, enquanto senti-lo ao fechar os olhos, ele estará vivo onde quer que os outros braços estejam. E enquanto vivo no seu sentido, você pode a qualquer momento viajar para dentro dele.

Só mais um dia, mais um dia no paraíso.

# E M B R A C E !

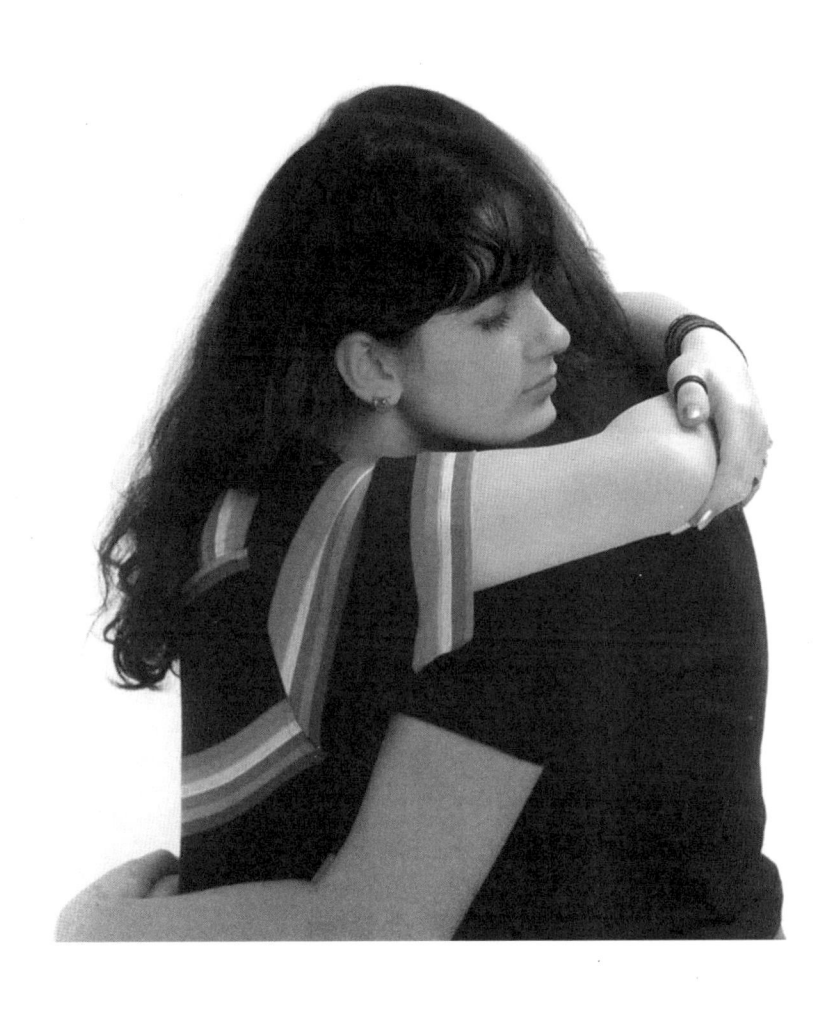

To Sister Chan Không and my teacher Judith Lasater

To modern hug moms,
amazing women, warriors,
who have turned Dharma
Into their true love.

And to Jolie and Thai, my true teachers.

This book is inspired by the teachings of the hug meditation by Vietnamese Master Thich Nhat Hanh and Sister Chân Không, with the participation of Judith Hanson Lasater PhD, Roberto Simões PhD, and Stela Simone M.D.

*Plum Village - New Hamlet - Buddha Hall 7/23/2019,*
*at the sound of the intuitive song played on the piano by French*
*musician Geneviève Attahir*

*"A sincere hug is the gathering of silences.
In it lies the ancient force of stories that come together and the immensity of the moment that unfolds in the encounter."*

Tales Nunes

*Prologue*

# The Insight

---

As a journalist, I've never imagined that one day I would be writing and researching about the hug meditation and all the affection generated in encounters and its miraculous repercussion in the heart of the human being.

As a psychologist, I've never imagined that I would be observing behaviors of those who allow themselves to practice mindfulness training suggested by the Interbeing Order, such as sitting, walking, eating, hugging, listening, and so on, witnessing the delicacy of such acts and how they change our emotions and thoughts.

Insights sprang up as my French friend Genevieve had been intuitively playing the piano at Plum Village (monastery of Vietnamese monk Thich Nhat Hanh of the Interbeing Order, known worldwide for his world peace mission and nominated for the Nobel Peace Prize by Martin Luther King in 1967) at the summer retreat of 2019 in southern France.

I grabbed my notebook and started writing Chapter I, in order to "let out" the whirlwind of feelings that flooded my mind, a mix of uneasiness, as I couldn't help but notice so many nice people who wanted to help as volunteers in that retreat and at the same time dozens of agitated and aggressive visitors who were arriving and demanding the help offered. From where my seat was placed on that second week of retreat, I could clearly see what we were like before and what we became after a few days of life-anchored reality, waking up and having a routine based on being engaged and keeping our action by contemplating what existed in that reality where we had come from, breathing, listening, touching.

I allowed myself to be immersed in a moment of my own, without a cellphone, without internet connection and I withdrew from that meeting towards the library (inside the nuns' building) to search the books of Sister Chân Không and Thai for specific material about the hug meditation. There was a lot of silence, I read excerpts from rare books, and I had the magical opportunity to watch the nuns coming in and out of the room, eating, talking, working. I could closely watch their routines and practices as they were in mindfulness, not only when they were practicing it, they were always embodied in this presence.

In this rich environment, receiving daily reinforcements, I realized that I was living a waking dream and having the blessed opportunity to have guidance and support to start this book, which once again imperatively invites us to embrace. For the nuns who inspired us with every step, it seemed that time had stopped. When evoking the memory of their presence, I am moved. I love them. It is a life of dedication, love, and self-study that is meant only for very few human beings.

Thinking about them and about so many teachings of immersion, I felt that my mission at this point was to talk about hug meditation and its meaning.

Let's start this journey.

\*\*\*

We might say, "Oh! I can easily hug, hugging is no rocket science." That would be the same as saying, "Oh! I can easily relax! "Or "I can easily breathe! "

Well, what is discussed among authors who deeply study full attention - or mindfulness, as it became widespread in the West from the studies of Jon Kabat Zinn - and its eastern roots from Buddhist foundations (Dhyana School, Interbeing Order of Thich Nhat Hanh) is that we actually don't know. In fact, the point is not even to teach something, or having something to learn again, as if we had forgotten.

The goal is, in the end, to be able to become aware of the repercussions and results of the involvement and engagement that occurs in a long hug and the intention that eventually becomes meditation. After all, what else are we doing physically other than standing in front of the other person? And where else would we be focusing our attention other than on being deeply anchored in the other person's presence?

In this book, I will also analyze the four columns of the Restorative Method (Power of Rest, 2015) - time, touch, affection, and dialogue - with the ritual that surrounds our speech from its compilation in 2008 to this wonderful practice of embracing each other; there is a chapter written by our dear teacher Judith Lasater PhD on the connections between practitioners in their method of restoration; there is Stela Simone M.D. 's inspirational input on self-embrace and self-care; and PhD Roberto Simões' profound and philosophical reflections on timelessness.

Well, I hope... for nothing, actually. I present you this work without projections. I'm glad if you like it and I accept it if you don't. I don't want us to care about assumptions anymore, I just want us to be calm and content in our dharma and our incredible routines, happily immersed in this sensational miracle of life.

> *If, at this point, you are surprised that the word mindfulness did not first come up at Harvard with our dear and amazing teacher Kabat Zinn, I suggest that you read the classic Thai book The Miracle of Mindfulness, which, on page 11, Thai quotes for the first time the state of consciousness in the present moment, when he then uses the term mindfulness).

*Our arms need hugs*

# 1

---

Once upon a time there were two hugs that never happened. And in this world of lost arms, I discovered, shaking idly in the commotion, a garden of drooping, lonely, withered, sleeping arms.

Some of those were tight, tense arms. Others, were just sad. There were also pairs of lost, bound, tired arms.

I had no idea I could ever find so many bare, naked arms. Some, were so tough that they could not intertwine, while others too weak to meet and tie. I found heartless arms, others, very thoughtful ... crossed behind their backs.

There were arms wearing a make-believe smile, others that never smiled at all. Tattooed arms of love that never cuddled... and arms in blank , without memories, arms that preferred ... to forget.

But as I entered the forest of my life a little further, I saw the intersecting arms (of the Interbeing Order), the arms that looped and undid deep knots, tying gifts of life between once empty, angry, broken hearts, and now united in the present moment. They were arms that embraced timelessly diminishing the emptiness that existed between them and tying a present; sighing hugs, raining on shoulders that saw nests of brains which once thought too much and now ... just feel in the depth of their minds.

Look! Hugs that touch skins are born! Hugs that scare off fears and host safety, talking quietly, feeding the cells with hormones of acceptance and love.

These are what I call Thai hugs: they are peace gatherings, held in each other first and then finalized in peace alliance with one another. They are encounters of two souls who not only look at each other but also absorb one another; hugs that can breathe, that can smile in tears of clouds and lakes and run down caressing the skin in a touch in which I return to that moment, because I can feel it. And that is suddenly gone, and it is already in the past.

This is Thai's hug.
This is the miracle of the timeless hug, the hug that is. The only hug there is. Embrace it!

Miila Derzett (2019)

*Interview with Sister Chân Không*

# 2

(Interview with Sister Chân Không held at Plum Village in July 2019, under the rich shade of a tree)

Me: I'll be brief, because I know you need to rest. I am a writer from Brazil, having published books on physical and spiritual rest and, I must say, your affection towards us, students and retreatants, and your songs in deep relaxation classes have always inspired my work and my way of accommodating others in restorative practices.

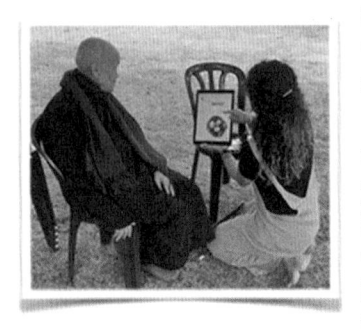

During yesterday's experience, you demonstrated to all of us how the "Start Over" proposal works, in which the goal is that true love can be expressed. So during the experience we were subjected to, I was deeply inspired by one part, which Thai quotes a lot from his books: Hug Meditation.

(I show the book project Embrace! to the nun, who smiles beautifully).

Me: During my stay at the retreat, I've been collecting passages in Thai books and other books in the library and bookstore, looking for references on this way of meditation. Thanks for sharing your time with me so we can talk a little. The first question I have comes from my heart. When I am offering retreats I always feel it is challenging and at the same time it seems odd and funny, but the question lingers: What is going on with our humanity that we feel we need to "learn how to embrace"? Why do we forget how to love one another? Why do we need to learn again the things we knew as children when most of us had a chance to have been embraced by our parents or caregivers? Have we forgotten the affection could be shared with each other and which could bring the healing we so badly need?

Sister Chân Không: Let me advise you to write about the following: hug meditation means embracing deeply with awareness and deep happiness within you. You need to be reminded that you can do this and that we have a lot to do; you need to be reminded that you need to rediscover yourself, you have the ability to look deeply into the other person you care about, who is a gem in your life, but if you do it quickly without being aware during the action, you will forget that look and so will he or she . So stop, relax, find peace in yourself, look deeply into that person very closely and see the immense value of having this moment you are having with him or her and all the difficulties they have been through. Notice the wholeness of the other person and their greatness as well as their sweetness. Not everything may be perfect, but realize the way you are, wholeness opening your arms, opening your heart, and you hug it, hug it deeply ... What a wonderful moment! You are both alive and must wake up and see the treasure in the other, accepting their weaknesses, and care about each other so much. "Breathing in, how wonderful he is still in my arms, that she is in my arms; exhaling, how wonderful it is to still be together, how good we are. Although we have been through so many difficulties, here we are happy and having fun. How wonderful it is to be together! " And perhaps emphasize all the treasure they have that they know is still there, but they just need to remember to release that treasure.

Me: I wonder if it's a new way to embrace.

*Sister Chân Không: Right now there is no person who is teaching or learning. They are only releasing the inner beauty, the Buddha that lives in them.*

Me: Thank you dear sister.
(and I bow with my hands in lotus)

*Hugging Meditation, by Thich Nhat Hanh*

# 3

---

When we hug, our hearts connect and we feel that we are not isolated beings, says Thai (Chanting from the Heart, 2000). Embracing someone in a state of mindfulness, or awareness of the reality that now presents itself (The Miracle of Mindfulness, p. 11 - I conceptualize as engagement the moment the action is performed, for if we perceive ourselves only in the present moment and do not feel it, if there is no engagement - or hug - right now with all my senses, perhaps it is just a mixture of what I think I saw with my mental constructions) and concentration can bring reconciliation, healing, understanding and much joy, says the teacher Thich Nhat Hanh.

Let us, before all the philosophy and support of theories and parallel concepts that dialogue in some way, try to practice? I invite you all to begin with the action and then enter the reflection part. Does it sound comfortable?

Well, first we need someone. You can start the "training" - but let it be real - with someone that everything is all right between you. At first, I suggest hugging your mother or a friend who loves hugs, and then moving on to that hug that needs a long conversation before it happens, which we call 'the hug of true love' (we'll talk about that hug later with the teachings of Sister Chân Không).

In Plum Village, Thai reminds us (El Arte de Communicacion, 2018) that each time we meet someone, we place our palms together and bow our heads in respect, for we know that a buddha lives in them. They do not look like a Buddha and do not act like one, but they have the ability to love and be compassionate.

> If we can bow and give respect and freshness, it will help the Buddha within him or her to manifest. Joining the palms and tilting the head is not a mere ritual but an awakening (El Arte de Communicación, 2018, p. 34). A lotus for you, a future Buddha.

Step 1: Revere each other. Stop, put your hands in prayer position and imagine that you have a lotus flower to offer them, look into each other's eyes, make genuine contact, and then, after acknowledging your and their presence, bow.

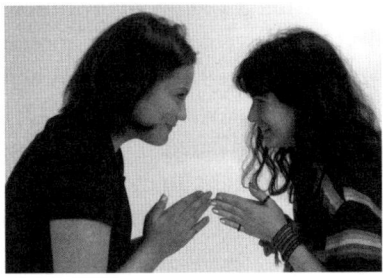

Step 2: The next moment Thai suggests that we do only one task: "If you are distracted, your hug will be a distracted hug as well" (Peace is Every Step, p. 85). Then, take three long conscious breaths (inhale deeply, exhale slowly - count 1; inhale and exhale - count 2) to anchor us in the present moment. "The lotus flower in your hand is an offering to the person in front of you. When you bow, you recognize the beauty in them."

Step 3: Now that you have revered the human in front of you, who has noticed the presence in your eyes, who has breathed and grounded*, express contentment with a smile and start the ritual of the unhurried, time-consuming embrace. I suggest that one arm goes over their shoulder and the other goes under it (armpit) and both hands touch the back of the "embraced".

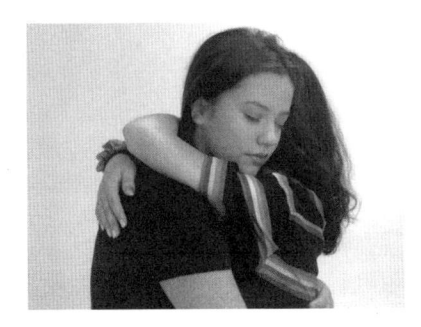

---

* Anchored: Whenever you see someone saying "feel anchored in the present" or "anchor through your breath", that means the invitation is to live in the present. "But aren't we here?" Not always. Most of the time our body is, but the mind and heart are wandering. So it is like our minds becoming boats in the sea of turmoil in the states of multitasking or when we get so sad and insecure that we stop caring for the beloved ones. At this point, to observe our floating thoughts more clearly, without being drawn into them, choose an anchor practice that helps you to stay within the smallest possible radius within the choppy sea of your life ... no longer drifting but more aware of each mental process and where thoughts and emotions can end up dragging us.

We got a side frame so as not to interrupt the sequence of steps. See how interesting it is: how many times we visit a friend, we go to an event or a party, and when we come back home, we say, "I felt embraced." Why is that, have you ever thought about it? When I feel this way, it is because I was greeted in a warm place with smiles at the front door, realizing all the affectionate ritual the host dedicated to welcoming me. Imagine how much time, dedication, lovingness and patience it took to receive us at school, a course, a party, doing everything to please us?

Step 4: Well, in the next step, already in a hug, stay in it for three more breaths. In the first breath become aware that you are there, and nowhere else, and that you are happy; in the second breath, become aware that the other person is there and that he or she is also very happy; in the third breath cycle be aware that you are both present right here on planet Earth. We can feel deeply grateful and happy to be together. And that already has a soothing and wonderful effect.

Step 5: Finally, let go of your arms and bow once more showing how grateful you are.

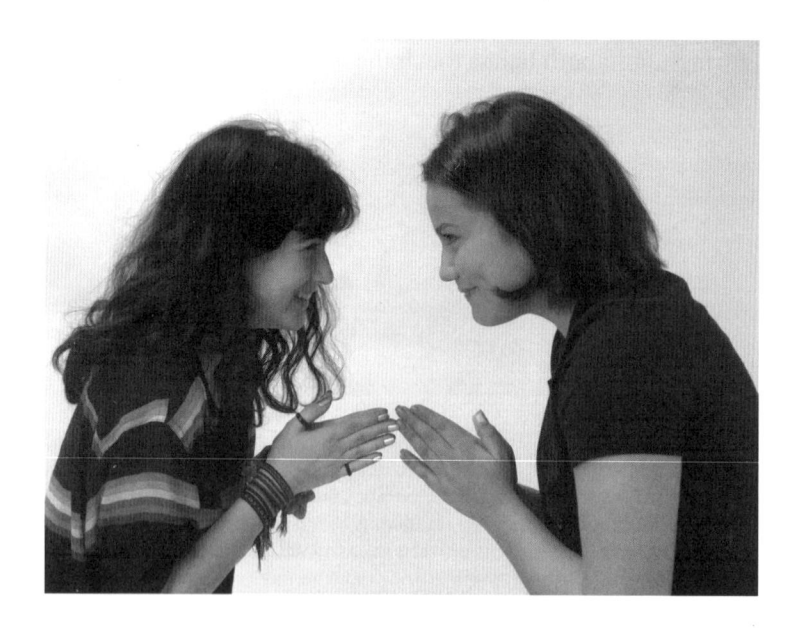

*Self Nurturing Meditation, by Judith Lasater, PhD*

# 4

All I remember about my first yoga class is the ceilings. During that class, we lay down and rested between every pose for a minute or so. But at the end of class, we lay on the floor in formal relaxation for a much longer time, practicing a pose named Savasana. I loved everything about the class but this last pose.

I simply abhorred lying there "wasting" all that time. Instead of the pose relaxing me, I felt agitated, even though I was seemingly lying still on the floor. My mind wanted me to get up and "be productive". In one of life's typical ironies, it was not long afterward that I became a yoga teacher myself, and eventually began to specialize in teaching Restorative yoga, the entire focus of which is relaxation.

What I had gradually learned was the absolute necessity of doing nothing for a period of time every day.

We are all just too busy, too occupied, too distracted, and too over-scheduled. We try so many strategies to try to fix this: new calendars, to-do lists, New Year's resolutions, and endless promises to ourselves to do less.

We think about getting more sleep, trying to reduce our stress and our constant state of "busy-ness. But we don't make any real changes.

So try doing these three simple things instead trying to make massive changes.

1) Number one, commit to practicing a 20 minute-long relaxation once a day. Put this 20 minutes in your calendar like all your other appointments and tasks. Begin by lying down in a quiet comfortable place. and setting a timer for 20 minutes. Put a small pillow under your head, a big couch cushion under your knees, place a soft cloth over your eyes, and cover up.

Use five to 10 comfortable slow soft breaths to quiet yourself, then let your breathing have its own intelligence and flow naturally. And then gradually and softly totally disconnect from the world by feeling your body, letting it grow heavy, and focusing on the center of your brain.

When your time goes off, exhale, and while you hold your lower back down to the floor by tipping your pelvis backward, bend your knees one at a time and place your feet on the floor. Then roll to your side and rest for at least one full minute before using your hands to help you to gradually sit up. Move slowly into the rest of your day or evening.

This simple practice has proven benefits, chief among them reducing all the effects of stress in the body. This includes lowering blood pressure, improving immune function, positively effecting fertility, and reducing and sometimes even alleviating tension headaches.

Letting go deeply for 20 minutes, especially in the afternoon when sleepiness and dullness overtakes the mind, is surprisingly rejuvenating and can improve mood and creativity. Many workplaces are now incorporating "nap spaces" as they find it really improves productivity.

Additionally, regular practitioners of a relaxation practice (Savasana) report a generalized feeling of less reactivity to stressful situations at work and at home, and a gradually increasing "background" calmness in general in their lives

2) Number two, do not look at your phone during meals. Put it in another room and turn it off. Leave you phone in the car when you go to yoga class, to visit a friend, to go food shopping. Find times when you can be "off the electronic leash". Look around you and see the people and nature in front of you. Build up to having a whole day once a week of rest without looking at your phone.

3) Number three, look through your calendar every Sunday and see what you can take off for the following week. This will create some space in your week for you to rest, be creative, to play or listen to music. These types of activities make us a more well rounded person; it helps us to love ourselves more and to have less self judgments.

If we truly take stock of our lives, how much of the "things we have to do today" are really just not that time urgent or important? Can we give ourselves the gift of spaciousness by not scheduling so many things a day? Most of what we "have to do" can be done at a slower pace without pushing ourselves. Very few things are truly urgent.

These three simple commitments will help you start finding more space and silence and ease in your life. And that will positivelyaffect your health and all those around you. When my high school and college age children would notice I was stressing out with holiday preparations or with the general chaos of life with three active busy young adults filling the house, one of them would say to me, "Mom, you are stressing out. Go upstairs to the yoga room and "savas" yourself."

"To savas" became a verb in my family. My kids were always right about this. When I came back downstairs after practicing Savasana, people liked me again, and I liked what I said and how I acted.

When you schedule a daily relaxation practice into your life, you will have more ability to choose how you want to be with others, and to reflect before your speak. This will be healing and energizing for you at the same time. The greatest luxury in an over-scheduled life is simply unfilled time. Learn to do nothing. Lie on your couch and look out the window. No music, no cell phone, no talking, nothing. We all crave more space and the cooling balm of uncluttered time. Invite emptiness into your life whenever and wherever you can. Soak in the silence and stillness that to be found somewhere in your day. This practice is anything but a waste of time. It feeds our soul and nourishes our life.

While many are familiar with the health benefits of stress reduction and relaxation, few are aware of how much a formal relaxation pose literally embodies the wider philosophy of yoga is not as well known an idea. The time spent in Savasana gives us a chance to observe, not only any physical tension we may be experiencing, but more importantly, our mental tension, "the jumping bean" we call mind, the unrelenting stream of thoughts of judgment with which we are all familiar, and yet mostly try to avoid experiencing. This process of observing what is going on in the mind is the key to understanding all the practices of yoga and helps us to create the life we want to live right now.

# The Restorative Method foundation

*Hugging supported by Time*

# 5

---

Every hug needs permission. The hug needs time to recognize "territory". Do you know when you are going to try something new and the first thing you need is to feel confident that it is really safe, that it will not hurt you? Well, the same happens when we set out to go really near someone else. Approaching a person is no easy task. Not even psychologists really know how to do this. On the contrary, some healthcare professionals believe we can't touch each other, that "rapport" is simply pulling a chair or asking, "How are you doing today?"

No. In order to build a bond of trust with someone else we need time and a profound mind which is something we call breathing time; we need a few inhalations and a few exhalations in a space of silence and nothing else. The other person is a human being, a soul, a life full of experiences. The other person is singular. It is made of stories, encounters and their affections which can generate joy or sorrow. It is someone who has been hanging around waiting for the good moment of the hug, and sometimes they have been waiting for such a moment for years. It is a Buddha: he deserves to be revered.

Like you.

It's so good when someone looks at us intensely, when they smile ... and only smile. We feel seen and appreciated, we feel present; we feel respected without labelling, without any judgement or assumptions about who we are because of our hair or the clothes we wear. We have a sense of belonging!

I love that word.

When this encounter with people who are neutral about our arrival happens – without projections or preconceptions - then our social cognition gains space, we feel like we are people, regardless of our singularities or crossings - color, race, religion, age, culture.

This is an interesting conversation to have at school. Introducing children to the concept of timelessness and also reflecting on what it really means to deeply respect one another. Timelessness in the sense of thinking about the richest moments of our lives that we have lost in time ... or the time itself that has been detached from us. We lose track of time, we forget what day of the week we are. We leave behind this coordinated time and enter a natural time, in communion with nature, time that expands and each minute has an infinite number of seconds.

For example: Do you know when we are in love? Do you remember how time passes quickly? We are in complete sensory mindfulness when we fall in love, losing ourselves in long span of time and deep affection. All we want is to realize unity with the other: perceiving them through sight, smell, touch, taste and sounds.

Another example is when we are playing with our pets and caressing their fur. We are involved by this timelessness. Our puppies and kittens are great examples of little Buddhas: they are always living in the present moment with the curious mind of a child. They do not judge and do not feel aversion; They are extremely grateful for the food and greet us wagging their tails each time we arrive; revering us; They love their owners and are faithful to those who give them true love and attention.

Well, we can risk saying that time is the best friend of discernment. Thai teaches us that the organs of our senses - eyes, ears, nose, tongue and body - assess the world and build an inner reality from the consciousness we have stored in our mind. Thus, the first contact with objects always tends to carry out the process of sense-perception from the internal content we have and that is sufficient to bring meaning to what we are seeing. And regarding the hug, what we see is a person.

In time, in a state of mindfulness, not only do I look at the other person, but I also recognize them, I realize them in their uniqueness. I allow them to be who they are: a whole new being that I have never met before. They deserve a receptive and open mind, not a glance that labels them and gives them a mean within limited possibilities of their past and their particular mental constructions which often makes no sense to who the other person really is.

Our mental formations are endless. They are as unique as our fingerprints. Keep that in mind.

What is bullying other than tying a soul into labels, beliefs and prejudices? And in our society it is present in all generations: it does not happen only among children.

In my courses, I like to do the following activity with the students: each person of the group introduces themselves by telling their names and what they like to do; which brings them the power of joy. Instead of waiting for the vanity plans, presenting our resume or what we expect out of the meeting, which creates projections and anticipates a future that does not yet exist, we try to know more about that incredible human being that is right in front of us, standing still, ready to be noticed by us in heart fulness.

Do you know how I introduced myself in Plum Village retreat? My name, where I was from and what the weather was like inside me at that time.

> *On answering that, intuition guided me to a "starry sky" visualization as I am incredibly happy to be here writing you this book. As if my inspiration has manifested as points of light in the infinite sky, and the sky has embraced us. Stop for a moment. Look at the sky. Can you feel embraced by it as you read? This is called the interrelated sense of community.
>
> So, before starting the timeless hug, we will always perform a little ritual so that the other person will be respected, feel safe, and allow a step toward them. "Breathing in and out, I feel the insight of impermanence of life ...". When you unite your body and mind, which together will produce the present moment, to become a state of grace, this is a ritual, says Thai (The Pocket, Thich Nhat Hanh, 2012). We give this ritual time and we also speak of time here to be reminded that being in the embrace state in meditation means abandoning our clock and our constant desire to finish what we are doing to begin another activity. In the embrace, what counts is allowing the breath to naturally synchronize, allowing the heart to beat as one and feeling your body melting in confidence on this nest that has been built together.
>
> Oh, I've just remembered: Do you know how my partner Roberto always shares that he knew he fell in love with me? It was at the airport, one day as I hugged him goodbye... So my friends, never underestimate what the curling of a good hug can result in.
>
> But the hug does not happen only between couples. It can be between mother and daughter, brothers, friends, and new acquaintances as well. If you work with charities, you know what this means: Offering a long and authentic hug to those who just want that, and nothing else might be more nourishing and necessary other than food.
>
> There is a research known as the Harlow Affection Study. Ronald 6, as the research animal was named, chooses to be with the "wire mother" that is covered by blankets (comfort) in moments of fear, rather than the "wire mother" who has a bottle with food (survival). This is rich, insanely fantastic and inspiring.

We chose something that eliminates fear, because in moments of fear (anxiety), we do not think about eating. And in the state of fear time flies. When we come back to our senses, the year has passed and here comes Santa Claus again. However, the feeling of security generated by affection (nesting) is very nourishing and transformative. When we decide to cuddle up - on the couch, on our Mom's lap, in the intertwining of two bodies, in a long hug - time stands still. Not only the frantic cascade of thoughts and demands, but also time. It pauses. It looks different, it allows itself to have a different meaning. It even makes the year feel longer, filled with memories of affection, joy and perfect moments; of comfort in chaos, of amplified stay on the sound of silence.

In the hug lies the miracle of benefits to our bodies: it can evoke the responses of relaxation by calming our thoughts and making us more compassionate; It can also activate areas of attention in our brain, intelligence and social skills.

So you, who to this day shared superficial hugs, have you changed your mind? Bear in mind that in states of presence like that can even slow cellular aging. So from now on, allow yourself to be unhurried in a long hug. You literally save time.

*Hugging supported by Dialogue*

# 6

It seems that the hug process happens in silence, doesn't it? But silence says a lot. In a legitimate silence there is incredible communication going on, not only in your mind but also within your body. We will, afterwards, talk about touch and skin.

Now we will talk about what we can do for a loving speech to be established. Thai says that when we hug someone, our hearts connect and we realize that we are not separate beings. Embracing someone with concentration and pure awareness can bring reconciliation, healing, understanding and much happiness (Paths to Inner Peace, 2013).

In Beginning a New (2014), Sister Chân Không shows us what it takes to get things started again. When facing difficulties in relationships, for example, we could propose a fresh start with a rich sequence of deep conversation that is sealed with a hug.

During the meeting with Sister Chân Không, I witnessed a sequence of true love practice through dialogue on how to support and maintain the best relationships. There are some points to consider:

1. We should never respond when we are in shock. After a discussion in which words have been spoken in a state of confusion and agitation, the best thing to do is to put your hand on your abdomen and take at least 10 breaths until you can return to a state of calmness, where you can observe anger and know how to welcome it with discernment.

2. The second step suggests "watering the flowers," that is, instead of bursting into words that will hurt each other and increase the distance between you and the other person, the invitation is to appreciate what is good, what qualities theyhave that you love. Perhaps for step 2 to be

true, you need more time to calm your heart. No problem, you deserve time to breathe and wait for the shock to pass.

3. Right now, the invitation is to express regrets and apologize. That's a huge exercise in humility and humanity. Being able to open one's heart and being vulnerable is an act of immense courage. Learn how to recognize your stumbles, we are only human, flesh and blood and not plastic, remember that. I often tell my students that we are always trying to hit the mark: to be the best wife, the best friend, the best daughter, the best father. But we do not always get it right and that makes us perfect in our imperfections and, by welcoming our mistakes and successes, we give the other person the right to continue marching without punishment or sadness when something does not go according to plan.

4. Did I hurt you without realizing it? Passive communication is a gift and is always within reach, although few of us remember that we have this fascinating tool at our disposal. When we least expect it, we are already accusing or defending ourselves. Knowing how to put yourself in the other person's shoes, the so-called empathy, requires me to distance myself from my own feelings and thoughts to the point that I can hear the other person's explanation without responding promptly, without interrupting, blaming or commiserating. I just listen, and if the answer is, "Yes, you hurt me," I reply, "I'm sorry, I'll pay attention and watch over my behavior so that it doesn't happen again."

5. Express your pain without making accusations. Talk, dialogue without changing the rhythm or tone of your voice. Say what you have felt without pointing fingers or judging. Would it be possible? If you are listening, just listen lovingly. Listen to what your loved one or friend has to say, because at times like these we learn a lot about ourselves, the actions and behaviors that we cannot understand, and from a space of maturity and deep observation we can make incredible changes that could not only diminish my suffering in the future, but the other person's as well.

6. Now is time to practice hug meditation.

*Hugging supported by Affection*

# 7

We have the technique, don't we? But let's not hug mechanically. It is not, like a commercial yoga pose, something that goes along certain lines that should follow a specific rule and be the same for everyone. No! Neither yoga postures nor the embrace deserve this whole distance from the human being who's practicing them. In fact practicing consciousness without engagement, does not lead us to the state of mindfulness or concentration within the eight steps described in Patanjali Yoga. It takes affection. The meeting is required. Without it, without the bond nothing happens. Perhaps only the focus, but the second part, that of becoming the object, of becoming one, that one is missing.

The part of becoming one ... it's just beautiful!

Embracing does not happen without the involvement of everything in between the two organisms. How can I embrace without wanting to experience the arising affection, the new awareness of the action taken without surrender? It is the same as performing contemplation meditation. I admire a beautiful garden, full of trees, flowers, trails. But this is at a first moment, known as vitarka attention, mental attention. The second one, deeper attention, known as vicara, is closer to investigation (dharmapravicaya), or deep study of phenomena (Maître Tâng Hôi, 2006, p. 55 and 56).

In this space we will look curiously at the object and ask ourselves "who are they really, where did they come from, was that person ever a happy child?" We look at the details of the "object of contemplation" and investigate it. As we observe the garden, the flowers, and the details of the flowers, we observe ourselves. That's when we feel a light breeze and swoosh! We are swallowed by air and ether and feel that we are finally immersed in the whole, in which there is fusion and understanding. This magical moment allows one to feel that nature is not outside, but within. We are nature.

That is the feeling we expect to happen with the hug. We have to melt into it, be immersed in that unity; breathe, feel our hearts beating and breathe again. And again. And again.

And when the hug comes to an end, does the affection end? No. The affection generated is forever. It becomes an affective memory, and do you know where this embrace is taken? It's taken home where we invite our friends and prepare the ritual to host them; it's taken to work, always trying to feed ourselves with healthy nutrients for body and mind; embracing my digestive system with a nice cup of tea; my emotional body, with sincere and loving conversations; my heart, with a beautiful contemplation when I take a break. I continue to embrace myself, just as I can embrace the suffering of another being with loving listening and full presence.

Sister Chân Không quotes our dear Thai (Beginning Anew, 2015, p. 93) referring to the hug meditation as the "reconciliation between the west and the east". It describes a metaphor of the leaves that come from the east and find the cups with warm water from the west. Then there is the tea ritual, a cup that receives leaves or flowers and then hot water, and after that, some time to wait so we can enjoy the embraced tea.

In The Present Moment, Wonderful Moment (2014, p. 52), Thai suggests the practice of embrace meditation with children.

"As I breathe in I am very happy
Hugging my son
As I breathe out I know this is the reality
And that it is alive in my arms."

"If we are thinking of the past or if we are suffering from anxiety and fear, the son who is present will not exist in our eyes," he says. It will be like a ghost and we will be ghosts too. When we breathe consciously, uniting body and mind, we become real again, and so does the child. "With your child in your arms and both being present, real and breathing, this is life."

Let us also remember how healthy it is for our development as human beings the affection generated in good relationships, in which there is support, dialogue, space to express oneself. In friendships, this hug expands and it also does in relationships between couples. The important thing is to always have some space that provides us with security, such as a nest, that welcomes us with respect, and the permission to be very powerful and strong, but at other times we need breaks with restoration and introspection.

Now imagine being in an environment that does not offer this exchange, this lovingness? We are in a cast, hardened andafraid, once again, of not being accepted as we have come, and here we are fulfilling roles and feeding social characters. How hard it is not being able to let go, to relax, to just be, to have fun in fear of what others might think of us. And with new technologies, the insane pursuit of followers, "likes" and constant positive evaluations, it has become a very heavy burden that has sickened us by the excess of positivity: we must always be fulfilled. At what cost? What's the true cost of being beautiful, rich and happy all the time?

Affection is in touch, dialogue and in smooth space. Affection is in loving listening, in its softness, in the time it takes to receive the other person. It is in the air, the intention, the silence and also the word. Affection is in exchange, intention and self-application. Affections sew the world.

*Hugging supported by Touch*

# 8

---

Sometimes, during restorative yoga practices, I notice bodies floating. It is as if they had never been present here before, on earth, in class, in contact with the props. It seems that there is a real terror in connecting with the present, therefore not allowing contact with the floor or accessories, avoiding, surprisingly, feeling the body itself. As if the body has not been accepted, as if it has been damaging our social life to be in this body . You must now be thinking: how can we try so hard to escape from what we hide under the rug to the point that it distances ourselves from this body? As if it was ever going to work...

Never noticing the body? That is sad. It is sad to engage with both mental constructions and knots; thus, we never feel our own breath, we never smell and enjoy scents, we never experience the touch on our skin, by other people or various surfaces. It is very common, though, as we measure the world and create anchors from our senses. If we are disconnected from the repercussions of stimuli on our bodies, where are we?

Well ... in mindlessness. Tripping literally within yourself.

Still talking about the restorative postures, I notice bodies that prefer to be flying, clinging to stories that are mental constructions that generate more instability and more suffering, afraid (although they can already feel it!) of diving into the dark spaces of their beings ... (I always say that it is an urban legend the idea that there are monsters inside of us, as they have never been under our beds either).

The point is that if you are reading this book, you have longed for encounters ; If you are here reading this page, you are interested in love. So there's no way: self-awareness only combines with surrender, constant investigation and deep dives. Deep dives and big leaps.

Do you know when we are on the verge of a cycle that urgently needs to be finalized? When we are afraid of the unknown and we fear what will come next (sometimes even avoiding happiness)?

And have you ever thought about the hugs we give? Sometimes kisses in the air like the ones we watch in soap operas, because it would not be elegant to touch the other person's skin. So we just sealed a social agreement from a distance greeting. Or the distant hug with a pat on the back, "are you okay, honey?" That one hug that we want to say, "I was ok before that ice-cold hug."

According to Dr. Hertenstein, who's an expert on emotions, touching is a form of communication between humans. It has the power to create or strengthen ties with our children, family, friends. It is also important in power hierarchies and it increases our affection towards people. In hospitals, for example, the behavior of a patient who is touched by a doctor and how they behave while recovering is quite different from the one who does not receive this form of affection from the caregiver. It is as if with the touch of the firm but gentle arm, there's a signed "contract" between two parties: "I am here for you." Thai always says that the best declaration of love is to say it with all your heart and presence in the words.

In a meditative hug, when we are touched, feeling the warmth and the texture of the other person, the skin, which is full of tactile neural receptors, can evoke positive feelings. For babies, for example, the touch, the relationship with parents and affection, is extremely important. It is their way of communicating. The touch is healing, it is restorative to our nervous system. It gives us support, trust and presence. We feel not only safe and secure, but also seen and belonging.

Dr. Field says the touch is a cross-cultural form of communication. It also has the benefit of lowering stress, improving sleep quality and balancing our body as a whole. "Touching could save the world from war and excess of illness." We, of the restorative method, agree with that, Doctor!

We might be together physically but the mind and intentions can still be miles away. When I invite a student to experience a restorative pose ( read my books Relax!, 2015 or The Power of Rest, 2015), they are usually very receptive: they look forward to receiving comfort and affection, but when I carefully and lovingly place one of the weights on their forehead or their palm; When I carefully adjust one leg or simply lay my hand on the student's face with affection and respect and ask "Is there anything else I could do to make you feel more comfortable?", something amazing happens: they feel loved and important without a necessity to prove anything to me, they don't feel like they need status or a diploma. Linden believes that the fact that some of us do not have the experience of touch makes it easier for the body to have a tendency of mental disorders such as compulsiveness and cognitive delays. Just a little affection could already have the power to reverse this harmful process, after all we are human beings! We are socially built out of sensations, out of feeling things and going through experiences. Touching enhances our ability to bond, and from that space of being connected with someone else, we feel more confident, more empathetic, and willing to cooperate.

When my students meet in restorative rituals; when we dialogue, by receiving and experiencing restorative techniques such as pair exchanges, passive yoga postures, five-sense meditation; they simply and often cry. They get overwhelmed because we break countless barriers and the student perceives genuine care, the restorer's full attention on themselves, the affection, the intention to care and to establish bonds. Through touch they communicate with me and feel the intention, the presence, the relief.

And then they let go, relax, sigh and calm down.

They get on board and ... meditate.

And they come home.

*Smooth and striated timespace and where the hug is, by Roberto Simões, PhD*

# 9

Does time pass and go through our lives like a thread? Yes and no, because much of what we call time can be lived / experienced in many ways. Time leads us nowhere, nor is it a standard line connecting two points. In fact, it is a line that drags the point uniquely and we don't realize it. Smooth time means to take back the creative process of life, for it is the opposite of striated time, that time marked by well-defined episodes and perceived as 'structural'. There is no invisible structure that carries you, but moments that intensify your life (smooth) and / or turn your steps into a routine (striated), and with each tired sigh you let out is yet another lost (or not felt and perceived) creative moment.

And that is the main point. Not everything we feel is perceived, but everything is recorded (consciously or not) in every pore and muscle fiber in our bodies. Sensations are physical stimuli that go through us, and perception is their significance. Sensations have no meaning, and perceptions are concepts we have come to terms with in absolutely every unique sensation our body encounters. Yes, for we are bodies / minds finding other bodies / minds at every moment; and to devote attention to smooth time is to turn our attention to every single sensation that goes through us unnoticed, though yet making us who we are (consciously or not).

We are not individuals, but events. Imagine an apple producing sensations in a Martian (a native of the planet Mars). All of his perceptions come from other sensed bodies of the environment in which he has lived so far (Martian cartographies?); but he has just landed on Earth. He has never seen, smelled or touched an apple before. So what kind of perception will he have of it (and any other earthly body / mind)? None certainly, but perhaps from other bodies / minds that he PERCEIVES to be related (similar / resonant) to his history of Martian sensations / perceptions. You might be able to draw the chemical composition of the fruit on a blackboard, but even this Martian will never know what it tastes like, feels like, smells like and looks like until he has tried it. And then, having possessed it; after this apple has gone through his body / mind, he (the Martian) will now be in possession of his own perceptions which are nontransferable. In other words, the sensations may be the same, but the perceptions will always be unique.

Considering this, we are not INDIVIDUALS, people defined by some structure or archetype, where similarities can be seen here and there, but EVENTS. Simply put, we are unique, singular living fruits of the fortuitous encounters of bodies and minds that go through us producing sensations and perceptions. We come from flows of speed and slowness. But the INSTANT itself, this particular moment of time in which we perceive events and not idealizations, we live a SMOOTH experience of space-time, a moment which is not divided by beginnings, means and ends. Smooth space-time, unlike Striated space-time, is present in the kiss of the beloved one, the kite loose in the wind along with the son who floats in the air (a body formed by several other bodies: nitrogen, argon, oxygen, etc.), in the contemplation of nature and infinite other moments in which the line drags the point without a specific direction, just sliding across the paper, tossed around with sensations and perceptions.

We are (or should be), finally, moments of life and not just "moments of survival". It is in the smooth space frame that the child plays in the body / mind of the adult creating new life forms. The tired man, who survives under the aegis of striated space, wonders: but what must I do to achieve smooth space? But there is no effort in smooth space, there is nothing to achieve. The movement towards smooth space must be the opposite of this, the effort is to remain in the clocked time. Striated space is the end of the burning incense stick and smooth space is the aroma that remains even after the incense stick no longer exists. The physicality of the incense became smoke (also physical, material, plane of immanence); just like the tea we sip used to be a cloud. And this space between the striated reading of my previous words and the connection of perceiving the cloud in the tea is the smooth space manifesting itself. It is you experiencing smooth space.

In yoga the experience of smooth space is called samadhi. The act of contemplation / meditation is to live the smooth space, life in becoming, in transformation; the becoming-dog when we howl at the full moon. Smooth space yearns for relaxation, restoration, transformation of striated space into smooth: BECOMING-RESTORATIVE. It is the time of creating new lives: new ways of loving, dressing, thinking, new ways of existing.

Let's go deeper into this idea. In times of stress, space is always striated. It's time marked by the ticking of the clock: multitasking, because it's needed to (evolutionarily our bodies / minds were set with this device in us). We were born ready to survive. Our essence is to persist existing. But this is a feature that has manifestation TIME. Excessive Stress is Harmful: Overtraining in Athletes, Burn-Out / Burning in Non-Athletes, but the meaning is the same: too much exposure to striated space causes disease! Chronic stress is the excess life in striated space! The opposite of stress, therefore, is relaxation or restoration, or life in smooth space!

Stress, along these lines, is (or should be) a specific time (Striated: time with beginning, middle and end), which always arises instinctively in response to situations of hunger, pain, fear and anger. Any living being in these situations (hunger, pain, fear and anger) experiences striated space-time. And this is beneficial as long as there's enough time to get out of a situation in which we are in danger of death. But imagine yourself living 24 hours in distress (either feeling unconsciously or perceiving consciously)\*, what you might wish for in this chronic striated space-time of stress is to feel welcomed and to hear "everything will pass." The long embrace in the smooth space-time is the territory where this miracle happens.

The experience in striated space-time is "deterritorializing" - it is said: "I lost my ground". The long embrace serves to bring this moment a piece of ground created by smooth space-time. It is not a matter of intertwining your arms in other bodies as a mechanical gesture - it is said mechanical, because it is precisely soulless, just one organism embracing another. Quite the opposite, the long embrace in smooth space-time is to ground someone without a floor, without a homeland, decontextualized, and alienated from their own creative process. It means bringing someone back to life (their lives, of course). It is not about uniting body and mental organizations, it doesn't mean or symbolize anything, it just is. The miracle of the long embrace is a way of bringing oneself (and enabling the other) the opportunity (again and again and again) to ritualize in sacred territory the rhythm and melody of life lived in immanence, here-now, no longer in hope of reaching a "right" place to live ( very often this search is organized from outside).

---

\*Anxiety, for example, is fear of something you don't know. Depression and anger, is the fear of something you can't identify either.

*Embracing, hugging myself, by Stela de Simone, MD*

# 10

Perhaps the word "hug" reminds you more immediately of the union between two people in a show of affection, of friendship. In the dictionary, hug also means adherence, fusion, encounter, and as a doctor, these meanings are very useful and impactful in chatting with my patients in the office where I basically work on changing habits through Indian Medicine (Ayurveda). Motivating each person to look at themselves and to accept themselves fully, in the wholeness of their shortcomings and qualities can be a very difficult job, especially nowadays.

We know that technology has brought evolution to humanity, but it has increasingly pushed people away from healthy living. New ways of interacting and presenting to one another have emerged, not always true, through social media posts that often show people who are always happy, beautiful and fun, successful, thriving. The textures of the individual are discarded and replaced by shallow and boring models that everyone must follow. Real-life make-up, infinite comparison machine, which ultimately only results in anguish, sadness, apathy, depression and unhappiness. It seems to me that all these symptoms are of people who are longing, people who are missing themselves, unable to escape this (un)reality!

So it's about helping them in that awareness - so that they find their way back to themselves, in order to stop floating in shallowness and start diving into the deepest parts of their being, in order to (re)discover themselves... and finally embrace themselves . This is perhaps the most important of hugs, the ones we give ourselves, a hug that reflects acceptance of the unique and incomparable being that each one is. This self-embrace is critical to adhering a new approach to life that involves changing habits, so that there is a real fusion between the constitution (essence) of the individual and their condition at that specific moment. Without it, that way back is not possible, as it comes only after we rediscover ourselves.

The recommendations prescribed for a person to achieve a new way of living, with more integration and harmony, through the adoption of healthier routines appropriate to their particular needs, are like a pair of outstretched arms waiting for the other. It takes some time for this patient to reach out and finally intertwine.

It takes patience and confidence, as the beginning of the journey is difficult, somewhat obscure and the landscape is not at all beautiful. It comes into contact with all kinds of difficulties: addictions, habits, attachment, indulgences, especially in the food sphere. In order to follow, you have to beat each one of those difficulties and there is no telling when the flowers will emerge… Assessing the degree of mind-body intoxication is an important step in assessing the patient, who must relearn to respect their time and pace.

Prescribing a food detox to begin with is ideal, while analyzing the person's routine, including, among many aspects, bedtime and waking hours, mealtimes, exercise time, meditation and leisure. Phytotherapy (use of medicinal plants), meditation, yoga, massage and aromatherapy are some of the practices I recommend in this process of internal restructuring. All of these approaches act in a positive and synergistic way, in which the whole is greater than the sum of the parts, since they are part of an individualized orientation.

All Ayurveda recommendations aim to bring the extremes closer together, creating a pathway that meets personal demands; they aim to bring the individual harmony, not only with external but also internal nature, as a gentle compass that guides us on our way back to ourselves, the so called middle path, without excess or deficiency.

It is essential that in this search for a new balance, in which involvement and persistence must not lack, the individual finds support above all, as it is a bold project to move away from the highway which life has been turned into and to seek the peaceful path that leads to inner peace. . Therefore, rather than cultivating a good doctor-patient relationship, I make sure that it becomes a partnership. It's my way of saying "I'm here," it's my way of embracing.

*All day long hug in paradise*

# 11

All of us already have experienced or will still experience this hug, because it comes unaware and it not only leaves impressions but it also takes pieces. It's the paradise hug, from which you don't want to imagine ever leaving, not even in your memories.

It might have happened at a bar, at school, in the shower. It might have come slowly or completely out of context. A hug that surprises you, to which you surrender, where you find yourself a home.

A hug that frightens because it stifles the probability of its non existence, and then when it happens, the sky is starry in a way never before perceived, the Earth becomes witness under your feet that there is only a touch like kiss. Bodies levitate, hearts recognize each other, and love explodes like fireworks in one's chest.

The one who has never lived this hug has not yet lived, because one can never disengage from it ... It first aproaches with curious glances. Then with smiles, and hooks you with laughter. It is gradually conquering you and is in no hurry to finish. If it is legitimate it will leave you confused, lost perhaps, even if entwined and found... It is a nest hug as it inexplicably protects. Sometimes it feels perfect, sometimes too tight; One may even think that it is so good that it could be bad, because how much pain would it be to live without it

The hug can be what anticipates the best kiss in the world, the best smell, the best port. It can take years to happen, or it can happen within hours. You might have the best job, the best house, the best bed. You might do the best yoga class there is, or go to the best gym to work out. But within that hug, everything else loses its meaning. You only want one more day in this paradise, just one more day in this nest, that even without your arms, you realize that you have been in it because of all the surrender, all the attention, engagement and trust.

You trust and you know that as long as you feel it when you close your eyes, it will be alive wherever the other set of arms are. And while alive in your perception, you can travel back to it any time.

Just one more day, another day in paradise.

## REFERÊNCIAS / REFERENCES

DERZETT, M. (2015). *Relaxe!* São Paulo: Matrix.

_____. (2015). *Super Descanso*. São Paulo: Matrix.

HANH, T. N. (2018). *El arte de comunicar*. Barcelona: Kitsune Books.

_____. (2013). *Caminhos para a paz interior*. São Paulo: Editora Vozes.

_____. (2012). *The pocket*. Boulder: Shanbala.

_____. (2006). *Maitre Tang Hoi*. France: Éditions Sully.

_____. (2006). *Transformation and healing*. Berkeley: Parallax Press.

_____. (2000). *Chanting from the heart*. Berkeley: Parallax Press.

_____. (2001). *Raiva*. Lisboa: Sinais de fogo.

_____. (1991). *Peace is every step*. England: Ramdom House.

_____. (2014). *Momento presente, momento maravilhoso*. France: Ediciones Dharma.

_____. (1975). *The miracle of mindfulness*. Boston: Beacon Press.

KHONG, C. (2014). *Begging a new*. Berkeley: Parallax Press.

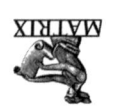